JN023304

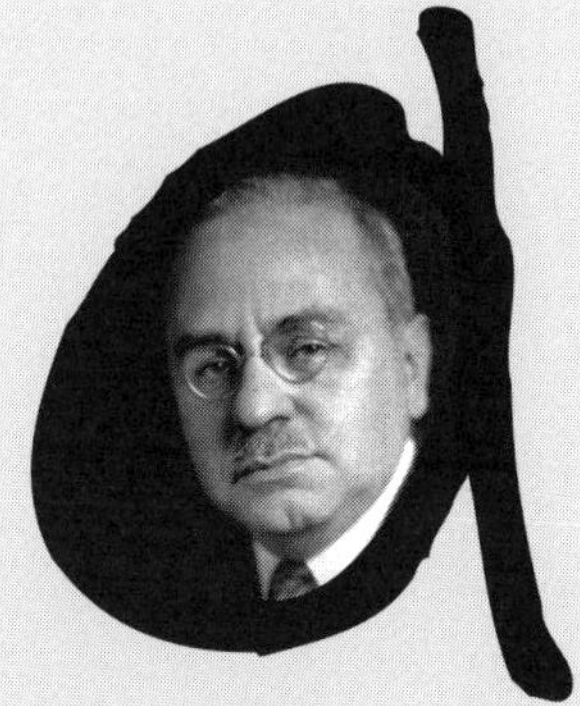

アドラー・セレクション
Adler Selection

人はなぜ
神経症になるのか

Problems of Neurosis

アルフレッド・アドラー　　岸見一郎[訳]
Alfred Adler　　Ichiro Kishimi

アルテ

Alfred Adler
Problems of Neurosis: A Book of Case Histories

Harper & Row, 1964 (Original: 1929)

目次

人はなぜ神経症になるのか

第一章　有用でない優越性の目標

あらゆる神経症の問題は、人生の現実が要求するものを歪めたり否定するような困難な行動、思考、認識のスタイルを患者が維持しているということにある。このようなライフスタイルが今にも破綻するところまで困難になって初めて、医師のところにケースが持ち込まれるのが常である。その場合、矯正のための正しい方法を見出すことが、医師の仕事ということになる。それゆえ、患者と医師双方に共通する問題であり、この両者の協力関係の基礎は、患者の誤りの本質を理解することにある。そのためには、患者の生涯の決定的な段階をありのままに理解するだけではなく、その動的な統一性を、優越性を無意識に絶え間なく追求していることとして認識しなければならない。

個人心理学者の数多くの業績が証明してきたように、優越性の目標を持つことがあらゆる神経症において決定的な要素であるが、目標そのものは、常に自分が劣っていると感じるという実際の経験にもとづき、それによって厳格に規定されている。医師が最初にすることは、この劣等感の真の原因を知ることである。しかし、患者はこの劣等感を自分にも隠す。その程度は様々であり、どのように隠しているかは人によって違う。劣等感は一般に弱さの兆候、何か恥ずべきものと見なされているので、劣等感を隠そうとする傾向が強いのは当然である。実際、この劣等感を隠そうとする努力が非常に大きいため、患者自身も自分に劣等感があることに気がつかなくなってしまう。劣等感の結果と、劣等感を隠すことに役立つあらゆる外的な些細なことにばかり気をとらわれてしまうからである。人はこの作業のために精神の全体を非常に有効に訓練するので、絶え間なく下から上へと流れる、即ち、劣等感から優越感へと流れる精神生活の流れ全体が無意識のうちに起こり、そのため、本人もそのことに気がつかないことになるのである。

それゆえ、劣等感を持っているかどうかとたずねても、「持っていない」という答えが返ってくることがよくあるとしても驚くにはあたらない。この点に固執することはない。心の動きを観察すれば、態度とその目的をいつもそこに認めることができる。このように、あらゆる人の中には多かれ少なかれ劣等感があり、その劣等感には、優越性という目標へと向かう、劣等感を補償する努力が伴っていることがすぐにわかる。この劣等感という普遍的な感情は、それ自体では責められるべきではない。それに意味があるか価値があるかは、劣等感がどのように用いられるかにかかっているからである。個人心理学のもっとも重要な発見は、劣等感が、人生の有用な面へと向かう刺激になりうるということである。

決断を恐れる少年

以上の全般的な観察は、次の十七歳の少年のケースに当てはまる。この少年は第二子で、私のところにきたのは、不安になったり、困難に直面した時に激怒するという理由からだった。また、友人とたまに山登りをすると、胃が痛くなったり下痢をした。母親は賢い人で少年を愛していたが、この少年よりも面倒をかけることの少ない兄の方を好んでいたことは明らかだった。この兄の方が彼よりもずっと力があり、背が高く、スポーツが得意だった。父親は有能で、少年は父親を大変尊敬していた。

彼はいかなる決断をするのも恐れた。劣等感があまりに強く、自信を持てなかったからである。しかし、この劣等感には原因があって、自分で制御できるものであるとは認めようとはしなかった。自分はともかくそのように生まれたのであり、持って生まれたものに自分は責任はない、といいはった。

この患者は人生に対して「ためらいの態度」を取った。課題に直面するといつも難儀し、そのため「歩みを緩め」はしたが、すっかり止まってしまうということはなかった。学校では非常に成績優秀だったが、この有利な立場さえ失うのではないか、と絶えず恐れており、高校を卒業した後何をすればいいのか、まったく決めることができなかった。友人は一人もいなかった。女の子は好きではなく、性的な体験をすることを恐れていた。困難な目に遭っているのは、マスターベーションと夢精が原因ではないか、と信じていた。これらはいずれも、人生の三つの課題、即ち、交友、仕事、愛の課題を前に決断しようとしないこと、自信がないことを示している。これら三つの課題に対して、答えを避けているか、あるいは、延期しているのである。彼は自分が十分でないという感覚を様々な「原因」に帰することで隠し、そうすることで、自分の価値を確認し安心した。しかし、この患者が困難を感じていたにもかかわらず先へ進んだということは、注目に値する。実際、よく勉強し、山にも登った。ついでながら、人生の重荷を過度に背負っていると感じている人は、山登りを優越感を感じる手段としてよく使う。優越感という視点から人生の困難をよく調べ、それを強調することは、それらを克服したと誇ることに次いでよきことである。この患者が自分の弱さを生まれついての困難やマスターベーション、とりわけ、遺伝による欠点に責任を帰したのは、劣等感から逃れるためだった。

遺伝の理論は、教育や心理学の理論と実践においては、決して強調してはいけない。誰もが必要なことはすべてできる、と仮定するべきである。もちろん、このことは遺伝素質に違いがあることを否定するということではない。重要なことは、常にそれをどう使うかということである。だからこそ、教育が非常に重要なものになるのである。適切な教育とは、能力の有無にかかわらず、人を成長させる方法である。無能力が勇気と訓練によって偉大な能力となるほどに補償されることさえある。無能力であるという自覚は、適切に対処すれば、高度な業績を達成するよう人を刺激する。最初は、自分には能力がないという強い劣等感を持っていた人が、人生で目覚ましい成功を収めたという例がよくあっても驚くことはない。他方、自分は遺伝された欠点と無能力の犠牲者であると信じている人が、絶望して努力をしなくなり成長が永久に遅れるということもある。

教師が遺伝的な要素が悪影響を及ぼすと誇張するのは、自分の教育方法が効果的でないことのいい訳をするためである。アインハルト[1]が書いたカール大王[2]の伝記に、この偉大な皇帝は読み書きの才能をまったく欠いていたために、書くことも読むこともできなかったと書いてあるのを読むと不思議に思う。今日では、教育方法が発達したので、普通の子どもであれば、誰でも読むことも書くこともできるからである。このことや他の多くの例から、作家や教師や親は、教育によって誤りを矯正する方法を見つけられない時、遺伝された欠点に責めを帰するように見える。このような習慣がもたらす迷信は、犯罪者、神経症者や精神病者を扱う時はいうまでもなく、教育の場面、「問題行動のある子ども」と関わる時に、もっとも困難で、かつもっとも普通に遭遇することの一つである。しかし、これらの状況を扱うための理にかなったただ一つの仮定は、個人心理学の仮定、即ち、すべての人は等しく人生の課題を解決できるという仮定である。このことは、結果が同じ、あるいは、同じでありうるということを意味していない。当然のことながら、訓練や方法は人それぞれであり、とりわけ、勇気がどれほど発揮されるかを考慮に入れなければならないからである。

問題のケースに戻ると、この少年の父親の能力が、少年が自分が人生において何も貢献できないと感じることの別の理由である。偉い人の子どもたちが失敗するということが非常によくあることは、よく知られている。子どもたちは、父親が占めていたほど高い地位に到達することはできない、と感じる。それゆえ、どんなことも真剣に取り組んだりはしない。この患者の場合、兄が優れているので、家族の中で優越性の目標には到底到達できない、と感じた。兄に追いつく望みがないほどに引き離されている、と感じたのである。そこで、彼が創り出した神経症は、この劣等感を意識することの苦さから自分を守るものだった。その神経症的態度は少年にとって次のようなことを意味していた。「もしも不安を感じなければ、もしも病気でなければ、他の人と同じくらいやってのけられるのに。もしも僕の人生が恐ろしい困難に満ちていなければ、僕が一番なのに」。このような態度を取れば、自分が依然として優越している、と感じることができる。彼の価値は証明できず、可能性の領域に置かれるからである。少年の人生における主な仕事は、困難を探すこと、困難を増やすこと、あるいは、少なくとも、困難である、ともっと感じられる手段を見出すことである。そうして誰でもよく知っている、きわめてありふれた困難を注意深く集め、見せびらかした。他の人より自分を印象づけるためである。他の人が彼の重荷を考慮に入れ、彼に多くのことを期待しないのは当然ということになる。そのうえ、彼の勝ち取る成功はどんなものでも、この広く吹聴されたハンディキャップのためにいっそう大きなものになるので、非常に有用で手放せないものになる。それによって、他の人よりは緩やかな基準によって判断されるという特権的な人生を送る可能性を手に入れることになる。しかし、同時に、そのことの代価を神経症で払っているのである。

心臓の痛みを伴った広場恐怖症

広場恐怖症という形を取り、心臓の痛みを伴う不安神経症の三十五歳の男性のケースである。不安神経症は常に、人生の三つの課題に対する臆病な態度を表しており、それに苦しむ人は、必ず「甘やかされた」子どもである。

この男性は、次のような夢を見た（ついでながら、このような短い夢は、分析にはもっとも適している）。

「私は、オーストリアとハンガリーの国境を横切りました。彼らは私を監獄に閉じこめようとしました」

この夢は、もしも進んでいけば失敗する恐れがあるので立ち止まりたい、とこの男性が願っているということを示している。その解釈は、われわれの不安神経症の理解を確かなものにする。彼は人生における活動の範囲を限定したいと思っていた。時間を稼ぐために、「足踏みしたい（時間を止めたい）」と思ったのである。私のところにきたのは、結婚したいと思ったからだが、もうすぐ結婚することになると思うことが、彼を立ち止まらせてしまったのである。私のところに自分の結婚のことで相談にきたという事実それ自体が、結婚に対する彼の態度を明らかに示していた。同様に、結婚すればどんなふうにふるまうかは、自分自身に「国境を越えてはいけない」と命じた夢の中に反映されている。夢の中に現れる監獄も、夢を見た人の結婚観を反映したものである。夢の中でこのようなイメージによって自分自身を欺くということがよくある。近い将来の問題に取り組み自分自身を訓練するためにそれらのイメージを使うのだが、われわれ自身の「ライフスタイル」に一致した仕方で使うのであって、状況の論理にしたがって、使うわけではないのである。

ライフスタイルは、子ども時代の最初の四年、乃至、五年に形成される。この時期は、自我が十分育ち、その結果、子どもの人生への態度が固定すると終わる。この時期以後は、人生によって課せられる問いへの答えは、問いそれ自体のうちに含まれる関係の真理によってではなく、われわれが、個人の「スタイル」と呼ぶ無意識のものになった態度によって決定される。そのことが、中心にいたい、過度の重荷を背負いたい、強いられたくない、権利を奪われたくないというような適応の誤りが、生涯を通じて変わることなく続くことがあるという事実を説明している。

高所恐怖症

四十歳になる非常に成功した男性が、高いビルに登ると必ず窓から飛び降りたいという衝動に駆られる、と訴えた。いつもあらゆるものが恐い、といった。六人きょうだいの末子で、母親に大変甘やかされていた。このケースから、この患者は過度の重荷を背負い、危険の中にいると思ってもらいたい、と願っていることがすぐにわかる。高いところへ登っていくことを避けることはできないが、危険な状況の中にいたいという欲求でこの過程に粉飾を施し、飛び降りたいという衝動を創り出すことで危険の中に入ることに固執している。

このケースや、先の二つのケースでは、過度の重荷を背負いたいという動機に関しては、優越性の目標は似たものになる。しかし、この最後に言及した男性は、さらにその先を行く。窓から飛び降りたいという欲求を持っている。しかし、その欲求を克服し、依然として、生きているではないか！自分自身に勝ったのである。

この診断を擁護するために、この患者の子ども時代の早期回想を付け加えることにしよう。

「六歳の時に、学校に行きました。あまり嬉しくなかった。学校に初めて行ったまさにその日、男の子が私に襲いかかってきました。本当に恐くて震えました……でも、私は彼に飛びかかっていき、投げ倒しました」

この記憶の断片は、この男性のライフスタイルの二つの典型的な動機を記録している。即ち、最初は震えているのだが、それは恐怖を克服するためだったのである。「でも」というちょっとした言葉は、劣等感に対する補償という豊かな意味を持っているわけである。

強迫観念に悩む女性

二十七歳の女性が、五年も病気に苦しんだ後、私のところにきた。

「私はこれまでたくさんの医師に診てもらいましたから、いよいよあなたが私の人生の最後の希望です」

「いいえ」

と、私は答えた。

「最後の希望ではありません。おそらくは、最後から二番目の希望でしょう。私があなたを救えなくても、あなたを救える医師は他にもいるでしょう」

彼女の言葉は私にとっては挑発だった。治せるものなら私を治してみよ、と私に「挑んで」いたのである。そうすることで、私に彼女を治さなければならないという義務感をいっそう強く感じさせようとしたわけである。このようなタイプの患者は、責任を他人に転嫁したい、と思っている。甘やかされた子どもがこんなふうに育つことはよくある。彼女は、子ども時代、他の人に自分のことを気にかけさせていた、と仮定できる。そして、おそらく、その他の人というのは母親である、と推論することができる。この印象を確かめるためにはさらに別の事実が必要だが、最初の面接であっても確かめることができる方法がある。

ところで、私がここに書いたような挑発を避けることは大切である。患者は、医師は患者にとっての「最後の希望」である、と考えて次第に緊張を高めたのかもしれない。しかし、このような患者にとって最後の希望であるという栄誉を受けてはならない。そのようなことをすれば、大いに失望するか、あるいは、自殺の準備すらすることになってしまう。

この女性は、第二子だった。姉は、非常に賢くて人気があるということに加えて、彼女よりも美しかった。そこで患者の人生は、このライバルに追いつこうとする息もつけないほどのレースのようなものになった。姉は幸せな結婚をした。患者も立派に成長し、とりわけ知的な面で秀で、学業では姉をしのいでいた。しかし、姉は彼女よりもずっと魅力的で人を惹きつけ、友だちもはるかに容易にできた。姉の人生は平穏で快適なもので、姉は、そのことでますます自信をつけた。他方、妹は、自信を持てず、他者に対して自分の権利を主張する必要がある、と感じ、そのことで友情をふいにすることになった。この姉妹がこのように違っているということの本当の意味や由来を知っている人は、二人の知人には誰もいなかった。しかし、誰もがそのことを無意識的には感じており、一方には惹かれ、もう一方には反発を感じていた。

患者は、十四歳の時に恋をした。しかし、その時、そのことを嘲笑され、以来、恋をする女性という役割を演じることを拒んできた。姉が結婚した時、既婚の男性と恋に落ちた。このような既婚男性との結びつきは、それ自体としては、最初から独断的に非難することはできない。誰もこのような愛がいい結果になるか、そうでないか確かなことをいうことはできないからである。しかし、このような状況にあるすべての女性が、それに伴う大いなる困難を、両親を初めとする他の誰もが見ているのと同じだけはっきりと見て取っているという事実を無視することはできない。このような経験をする女性も、「愛はこんなものよ」と、自分にいい聞かせているのである。彼女がこのような困難な愛を選んだことは、一見して、愛と結婚が成就することを望んでいないのではないか、と疑う根拠となる。このケースでは、患者が、この愛という新しい人生の課題に対して、彼女が過去に示してきたのと同じためらいの態度、どっちつかずの態度を取ったことがわかる。それにはわけがあった。彼女は、姉ほどには魅力がなく、初恋の時にそのことで嘲笑されたのである。競争することを性格の特徴とし、優越性を目標にしているような女性は、常に、結婚によって勇気と自信を失うという危険がある。結婚は、大抵、自分の優越感に対する脅威である、と感じる。姉の幸福な結婚は、このような恐怖をつのらせることになった。両親の結婚が不幸であることも恐怖をつのらせた。

この女性が愛と結婚に対してためらっているということは、彼女との率直な会話の中で明らかになった。彼女はいった。「結婚しても、夫は、二週間もすればきっと私のもとから去ると思います」。彼女が結婚を避けているのは深い劣等感があるからではないか、とほのめかしたところ、そんなことはない、といった。しかし、このような考えが、仮にも現れうるという事実は、既に彼女の心がこの特定の問題のことで占められていたということを示していたのである。

彼女が恋をしていた男性が彼女にキスをしたいと思った時でさえ、彼の抱擁から逃げ出した。このようにして、愛と結婚の要求から距離を取り、あらゆるものを神経症的な優越性の目標のために犠牲にしたのである。「『もしも』この人が結婚さえしていなければ、彼と結婚するだろう」。これが、人生のこの課題への彼女の答えだった。

「もしも」は、通常、神経症のドラマの主題である。「もしも」は、神経症的なジレンマにおける最後の頼りであり、逃避のための唯一の確実な方法である。「逃れようとする」ことには、一つの理由しかない。敗北することを恐れることである。しかし、これはあらゆる理由の中でもっとも認めるのが困難なものである。それゆえ、この点で、われわれはしばしば、不安という虚構の形を見ることになる。これを患者は自分に対して様々な仕方で解釈するが、決して正しく解釈することはない。決して正しく解釈しないというのは、つまり、ただ、敗北するということを恐れている、と解釈することはないということである。広場恐怖症、不安神経症、さらに、あらゆる形の恐怖症は、この恐れから起こるが、しかし、それがどのようなものであれ、さらに活動することを妨げるという目的に適うわけである。このようにして、望んでいたものが手に入る。即ち、試練は避けられ、しかもその際、劣等感は嫌われ、それを持っている人にすらあらわにされることはない。その他の、強迫観念、感情の激発、疲労、不眠のような神経症的な症状、また、神経症的な心臓の痛み、頭痛、偏頭痛のような機能障害はすべて、劣等感を隠すことが非常に困難であるために起こるひどい緊張から発するものなのである。

このような緊張がもっとも障害を引き起こす器官は、遺伝された弱さによって影響を受けやすくなっている。それゆえ、家族の全体がある特定の器官が弱いという傾向がある時、家族の何人かがその器官の病気にかかっており、残りの者がまさにこれと同じ器官の神経症的な症状を出しているということがある。このようなケースで、模倣ということが要素として付け加わるということを見逃してはならない。しかしわれわれは、他の心理学派と違って、模倣される症状は神経症的な優越性の目標に一致するものだけである、と理解している。

この患者は職場で責任ある地位についており、そこでは指導的な役割を演じ、非常に尊重されていた。しかし、過度の劣等感を持っている人が皆そうであるように、高く評価されるだけでは飽き足らず、いつもさらに評価されることを求めていた。十九歳の時、持ち場を変わると、それまで享受していた賞賛を放棄しなければならなかった。彼女のケースを吟味してみると、次のことを確かめることができる。

一、友人を作ることにおいても、結婚に成功することにおいても、姉と競争できるとは思わなかった。

二、愛と結婚の課題に直面することを恐れた。

三、仕事において、有利な地位を失った。

要は、彼女が恐れていたあらゆる敗北が今や彼女の身に起こり、強い劣等感が正当化されたのである。彼女は状況をこのようには理論的に考えなかったが、相応の雰囲気によって、このように感じたことを示した。

この連関で、われわれは、人生の課題における一つの点、即ち、敗北や失敗を恐れることに意識が集中し、それを誇張していることが典型的に見られる。人生の有用な面で活動していても、人は常に敗北する可能性があるということを覚悟しなければならない。われわれは、時折敗北することは人間の行うことであれば起こるものである、と見なすことで、普通はそのことにあまり重要な意味を見ないようにする。しかし、われわれが吟味しているようなケースにおいては、敗北するという可能性が人生の焦点となっている。患者は人生の全体をこの可能性に従属させている。これはちょうど清潔妄想を持った人が、人生を汚れたもののまわりをめぐるものとし、洗うという普通の有用な行為を誇張して、自分自身や家具、床、あるいはその他の場所の上に汚れたものを絶え間なく探し求めることに似ている。そしてついには、洗うという行為は、人生にとっての意味や価値をまったく持たなくなる。このような誤った仕方で注意を集中することは、神経症一般に典型的なことである。この少女の場合、人生の初期において、姉を超えるという人生の有用でない面における人生目標を持っていたが、その目標は、いかなる種類の敗北からも逃れるという、さらに狭く、消極的なものへとなっていった。

神経症の症状が進行するのは、人生のこのような重要な時期においてである。負けるという可能性がある時はいつでも、立ち止まるという特徴を持ったライフスタイルが変化するということはない。むしろ、この立ち止まるという態度を、ありえない安全を要求することで固定しようとしているのである。人生の有用な面で優越していることを証明する手段を持っていなければ、問題行動のある子どもや犯罪者になるかもしれず、あるいは自殺さえするかもしれない。いくらか積極性を持ってはいても十分なものではなく、その上希望だけが強ければ、病気のような致命的な妨げによって行動の自由が制限されている、と自分自身を欺くことがある。ある症状を選び、それが本当の障害であると自分に思えるようになるまで、その症状を発達させるのである。緊張状態はすぐに最初の精神的な、あるいは、身体的な障害をもたらす。これはライフスタイルと生まれつきの器官の弱さによって様々な種類がある。患者は、このような症状というバリケードの背後で安全に守り隠されている、と感じる。「あなたは才能をどんなふうに使っているか」という問いに対して「このことが私を押しとどめている。前に進むことができない」と答え、自分で打ち立てたバリケードを指摘する。患者が症状をどう使っているかを決して看過してはいけない。症状をこのような仕方で用いているだけではなく、精神病の場合により頻繁に起こるように、症状は人生のあらゆる重要な課題についての患者の認識を変えてしまっているのである。

患者が自分の神経症的な困難に打ち克とうとして、既に疲弊しているということは、酌量すべき事情であるだけでなく、優越性を追求する負担を軽減することでもある。実際には、自分自身について以前より期待しなくなる。このような自己防衛的なライフスタイルは、社会的な困難に圧倒されるという形をも取るかもしれない。

神経症の患者を理解するもっとも優れた方法は、神経症の症状を一切脇に置いて、その患者のライフスタイルと個人的な優越性の目標を調べることである。この二つをしっかりと把握して初めて、神経症それ自体を完全に理解することができる。その二つが神経症の発達を完全にコントロールしているからである。いわゆる神経症的な症状を引き起こすのは、現実のものであれ、想像上のものであれ、負けることを恐れることである。人生と習慣は見たところ調和して人を引っ張っていくが、実際には、すっかり価値を貶められたという感覚が、人を人生から引き離し、立ち止まるか、逃れようとする。私の経験では、統合失調症、躁病、うつ病、偏執症のような精神病が起こるのは、患者がまったく行き詰まったと感じ、もはや先には進む希望を持てない時である。このことは、人生の三つの課題に答えるというあらゆる試みを断念するということを意味している。しかし、これに対して神経症者は、これらの課題の一つか二つについては立ち向かう用意があるが、何か新たな圧倒的な敗北を前にして挫折してしまったのである。

私が説明してきたケースは、このような不完全な停滞を示している。今し方考察したケースでは、この若い女性は、仕事上で敗北を喫する前は、非常に健康に見えた。しかし、その時、人生の困難を前にしていっそう不安になり、人生の課題をますます棚上げにするようになり、強迫観念という形での新しい種類の優越性を追求するようになった。

ある日、彼女のハンドバッグが開いていて、緑青で覆われた数枚のコインが、彼女が他の女性のために持っていた野菜籠の中に落ちたのではないか、という恐れを抱いた。そして、この女性の家族の全員を毒殺したのではないか、と恐れた。彼女の別の強迫観念は、通りの埃が手につき、その手で母親の聖書を触れた時に、聖書を汚すのではないかというものだった。もちろん、時折、聖書に触れないわけにはいかなかった。そこで、聖書を汚したのではないか、と想像する度に、密かに聖書をもう一冊買い、取り替えた。ついに聖書を一ダースも買うことになった。このように聖書が神聖である、と誇張したのは、その神聖さを汚すためだった。そして、本にお金を費やしたのは、責任を問われることがないようにするためだった。このようにして、彼女は、殉教者になり、誤解される人、聖なるものを汚すことで堕落した人になったのである。

彼女の人生における野心が、姉よりも目立つということであったとしたら、この行動はそのことの実現へと向かっていた。しかし、神経症的な目的は、彼女をこのように実際的な敗北に巻き込もうとしたので、それを放棄して別のものに置き換えることが明らかに彼女にとって望ましいことだった。彼女の優越性の追求の目標は、「姉は私よりも優れている」という恐ろしい認識から逃れることだった。

厳密に吟味すると、このような認識から逃避することもまた、優越性の目標として現れている。人と交わろうとしないので、対人関係の上で負けるということはない。愛と結婚を避ける限り、姉の幸せな結婚と比較されることもない。何が起こっても、このようにいうことができる。「でも私はその時強迫観念にすっかりとらわれていた」と。彼女は何かに心を占められていなければならないのである。時間、状況、また、彼女の神経症が破壊してこなかった論理は、何らかのことで心を一杯にしていることを要求した。そこで、人生の有用でない面において、この強迫神経症で自らを忙しくしているのである。彼女の活動は実際、競争から免れており、虚構の上では優越している。このような優越性の幻想は、強迫観念の中で、他の人の生命や、清潔に対して自分が責任があると感じさせようと努力していることに見ることができる。優越した良心を見せるというこのような努力が彼女の活動である。立ち止まってはいないからである。立ち止まっていたとしたら、緊張病のように昏迷の状態に陥っているだろう。

彼女の夢に言及する前に、いくつか一般的なことをいっておくのがいいだろう。夢を理解し解釈することができない心理学は、精神生活の大部分を排除しようとし、それゆえ、非常に不完全な心理学である、といわなければならない。だから、フロイト派の夢理論は重要な貢献であるといえる。しかし不幸なことに、フロイトは、性的な要素が支配しているという誤った仮定をしたために、夢形成のもっとも重要な原理を見逃してしまった。そのために、フロイトは、人生における性的な態度は、完全性や優越性という目標によって決定される、と見ることができなかった。われわれはいつも異常な性的な傾向を、その根底にある、より深い運動を探すことで、ライフスタイル全体の表現として解釈しなければならない。

夢の理解は、個人心理学の貢献——即ち、あらゆる夢は、それの「気分」を創り出すという認識——によって、非常に実用的なものへと進歩した。優越性の目標に一致して、特定の状況に対処するために、夢は気分を入り込ませるのである。このことだけが、人は自分自身の夢を理解できないという不可解な事実を説明する。夢を見ることは、眠りの中で、現実とコモンセンスから離れて、優越性の目標へと向かう過程である。われわれの現在の諸問題を論理的な構想と思考によってこの目標へと関係づけることは非常に困難である。しかし、感情によってならば容易である。その「近道」が夢なのである。夢は予行演習である。仮想的な目標に向かって試しにステップを踏んでみることである。夢は自動的に状況の論理を無視して、どうすれば成功するかという幻想的な像を創り出す。

この患者は倒れる夢を見た。このような夢が敗北のような不愉快な感情を暗示していることを否定することは誰にもできない。彼女は前に進んでいこうという衝動を減らしていた、と仮定しないわけにはいかない。おそらく、勇気をくじかれた仕方で答えたかった問題があったのであろう。その問題は、結婚している男性にデートに誘われたことだった。彼女は、夢を通じて、彼女が願っている絶望の気分――断り、逃げたいという衝動――を自分に与えることで応答したのである。

批判的な読者が納得しないのであれば、この患者が同じ夜に見た別の夢をあげることにしよう。彼女は皮膚にいくつか青い点と赤い斑点があるのに気がついてぞっとした。これが恋人と会うためのよい準備といえるだろうか。斑点が梅毒に感染した結果生じたものを意味していることは、私に明らかであるばかりではなく、それとはまったく独立に、患者自身によって示唆された。この問題を議論する時、彼女は男性は皆不誠実で、浮気性であるという意見を述べた。彼女は大きな声でいった（既に引用した）。「結婚しても、夫は、二週間もすればきっと私のもとから去ると思います。いつも欺かれるのではないか、と思い、それればかりか、夫から梅毒が感染するのでは、と思っていなければならないとすれば、結婚してもどんないいことがあるというのでしょう」。これは、彼女の逃げ出したいという動機の証明に決着をつける。付け加えていった。「私は、姉よりも劣っていることになります。

姉の主人は誠実だから」。かくて、彼女の目標は変化した。もはや、直接的に姉よりも優れようとは望まず、その道にバリケードをし、別の優越性、即ち、有用でない面に優越性を探すわけである。あらゆる敗北を避け、他の誰よりも高貴であろうとしたのである。

すべての人の目標は、優越するというものである。しかし、勇気と自信を失った人の場合は、それは人生の有用な面から有用でない面へと方向が転じられる。このように非現実の生活へと逃避することは、自動的な仕方で起こる。負けることの恐れそれ自体が感情を準備し、その感情を通じて、行動を準備する。そして、ついには、その恐れを軽減する状況に到達する。このような逃避はいつも安堵として感じられるが、しかし、そのようなものとして理解されることはない。安堵として感じられるのであれば、患者はそのことを楽しむであろうが、その逃避は、患者のためらいや逃避を正当化できなくなり、目論見全体が損われてしまうことになる。申し開きをするためには、苦しむことで代価を支払わなければならない。そして、神経症の症状は、病気のパターンの上に築き上げられるので、実際に病気に似ており、「もしも私の苦しみが妨げるのでなければ、一番になることができるであろうに」と考えることを可能にすることで、患者の優越感を効果的に擁護する。このようなライフスタイルからは、幸福はアプリオリ（先験的）に、かつ、状況に対するいかなる調整ともまったく独立したものとして排除されている。

第二章　人生の諸課題に対処できないこと

統合失調症の少年

人がどんな人生を送るかは、その人の人生目標によって規定される。後に続く人生の諸段階は、この人生目標と分かちがたく結びついている。母親が、息子が突然十八歳になって統合失調症になったが、その年まではまったく正常であった、といったとしても、この母親に同意するわけにはいかない。少年のそれまでの人生についてたずねると、支配的な性格で、学校の友だちとは遊ばなかったということがわかった。このような子ども時代は、人生の本当の課題に対処するためによく準備がされているとはいえない。このケースにおいては、子ども時代は統合失調症を用意するものだった。しかし、突然発症したのではなく、人生に対してどんな態度を取っていたかということの結果であり、実際に困難な状況に対面しなければならなかった時に初めて現れたにすぎないのである。十八歳の時、彼は交友、仕事、愛という三つの課題に直面した。そして、それに対処することはできない、と感じた。ある患者が人生に対して準備ができていないということは、順調な状況においては、必ずしも明らかになるとは限らない。また、人生の真の要求——それは常に社会的なものであり、共同体感覚が求められる——から庇護されている時にも同様である。子ども時代は、通常まさにそのような人生の庇護された段階だが、目下考察しているケースや、また、姉と競い、いつも自分の威信が危うくされている、と感じ、それゆえ、自分自身のことだけに心を奪われていた先の女性のケースのように、共同体感覚が発達することなく、子ども時代が過ごされることがある。自分を取り巻く状況をこのように見れば、子どもの共同体感覚の発達は妨げられることになる。

託児所、保育園、学校、交友の状況のような人生の初期の状況は、対人関係的な行動の最初の訓練であり試練である。神経症が進行する時にわれわれがいつも見出すのは、困難はこのような子ども時代の諸関係の中に既に予兆が示されているということである。他の子どもたちと何かをすることを好まなかったり、何かをしたとしても、他の子どもたちとは違って奇妙で人目を引いていたというようなことである。神経症の患者は、通常、人生の初期において、自分が独自であり適応するのが困難であったことを記憶しているが、これは現在の社会的な環境から距離を取っていることを正当化するためである。一般に容認された行動基準へとやむなく、あるいは、自分自身の要求によって、より近づくように駆り立てられる時、神経症の患者は、表面的には自分自身を適応させようとしているように見えるが、実際には適応するような努力は何もしていない。新しい要求に対して無意識の応答と、長年訓練された態度で——この態度にかこつけて、どんなものであれ実際接触することから免れてきたのだが——答えるのである。他の人と表面上は会話したり、習慣となった協力関係の中で関わるかもしれないが、自分で確立した無意識にしたがってそうしているのであり、このスクリーンの背後では、精神は、患者自身の密かな拠り所へといつのまにか立ち戻っているのである。神経症者、精神病者、そして問題行動のある子どもたちのこのような行動の内に、ある種の不可避性、過去から必然的に起こる結果を認めないわけにはいかない。彼〔女〕らが苦心して作り上げた人為的な態度は誤った訓練の論理的な結末であり、このような結果を矯正しようとしてもほとんどどうすることもできない。より深い動機、即ち、根底にあるライフスタイルを変化させなければならないのである。そのようにして初めて、患者は自分のあらゆる人生の課題を新しい視点で見るようになる。

既に述べた人生の三つの課題は、何とかしてすべての人間が解決しなければならないものである。個人の世界との関係は三重のものであり、誰も交友、仕事、セックスという課題に対して一定の答えをしないわけにはいかない。友人を作ることができ、自信と勇気を持って有用な仕事をすることができ、さらに性生活をよき共同体感覚と一致したものにすることができるのであれば、神経症にならずにすむ。しかし、これらの三つの課題の一つ、あるいは、それ以上の人生の要求に自分を適応させることができない時には、貶められたという感覚、および、それに伴う神経症に用心しなければならない。統合失調症は、これら三つの方向に同時に失敗することの結果である。

われわれが今考察している少年は、これらの避けることのできない課題に取り組むことに準備ができていなかった。われわれの見解では、彼が、発達のこの遅い段階で、再教育、即ち、特別な方法を用いる過程を必要としていることは明らかである。治療者は、何も力づくではできないということを最初に知っておかなければならない。患者には友好的な態度で接し、自分を受け入れてもらえるようにしなければならない。実際、医師や心理学者の仕事は、患者に「仲間」と触れ合うという経験を与えることであり、そのようにして、この呼び覚まされた共同体感覚を他の人へと伝えるようにすることである。

このような方法、即ち、まず、患者に好かれ、その後、その好意を患者のまわりの人へと移していくというのは、母親の役目に対応するものである。母親が果たすべき社会的な義務は、子どもに対して社会の意味を解釈することだが、母親がこれを果たさなければ、医師の手に委ねられることになる。しかし医師はこの仕事に対しては不利な立場にある。母親は、子どもとの身体的かつ精神的な結びつきという点で医師よりもはるかに優位な立場にある。子どもはやがて持つであろう愛と仲間意識（共同体感覚）を母親においてもっとも強く経験する。母親の役目は、以前子どもと身体的につながっていたように、成長していく子どもを精神的に自分と結びつけることである。このようにして、交友、仕事、愛についての真実で正常な概念を持った意識を育んでいくのである。このようにして、母親は次第に自分に向けられた子どもの愛と依存を、次第に社会とすべての環境に対する、好意的で、信頼に満ちた責任のある態度へと変えていく。これが母親が果たす二重の役割である。まず子どもに人間の所属について可能な限り完璧な経験をさせ、次いで、それを他の人との関わりを持つ人生に対する態度へと広げるということである。

年配の女性の過度のうつ状態

いわゆる精神病が起こるのは、いつも自分の立場を固守しようと長く格闘した後のことである。その後、人生の三つの課題のすべての前で挫折してしまい、このような人の講じるあらゆる手段は論理から背いたものとなる。

この連関で、われわれが論理的ということで意味しているのは、人生の真の課題を「解決する」という試みとして理解できるものかどうかということである。精神病がいかに進行するかの例を、仕事からも愛からも締め出された年配の女性の人生を例にとって示してみよう。彼女は、社会、即ち、子どもたちと義理の息子たちも、自分に対して十分な関心を払わないという理由で腹を立てていた。他の人の人生に鋭い関心を払うに十分な共同体感覚を彼女が持っていなかったとしたら、彼女のケースは実際困難なものである。優越するという目標は他の人と同様彼女を捉えているが、具体的な目標を持たないで、優れていようとし続けているからである。しかし、自分の弱さを活用することで他の人に自分を印象づけることができる、と気づいた。年配のまったく希望のない人という役割を演じることで、再び注目の中心にいることができるわけであり、もう一度、人生という舞台で女優になることができるのである。自分をまったく見捨てられた人と見ることで、パーソナリティの破滅を先取りするだろう。そして、他の人から無視されることで彼女を惨めにすることを許すよりはむしろ、過度のうつ状態に陥ることを選んだのである。そうすれば、彼女のうつ状態を他の人に伝染させることで、他の人の感情に対してわずかであっても影響力を与えることにもなるのである。神経症者は誇りと野心があるので、自分が無視されていることを認めることができず、そのため直接には他の人を責めることができない。それゆえ、普通人生のこのような局面において見られるような怒りや激情は、時に突発することはあるとしても、通常は抑圧され隠されている。そして、絶望的な態度や、あらゆる責めを自分自身に向けることで合理化する。うつ病の場合、実際、多くの人が、過度に自分を非難する一方で、時にこれみよがしに他の人を無罪放免して自殺する。

うつ病の、支配的な女性

この非常に知的な女性は四十六歳で、私のところにやってくる八年前に、三年にわたってうつ病で苦しんでいた。十六歳の時に結婚したが、結婚生活の最初の十年間は、子どもがいなかった。そこで、子どもを養子に迎え入れたが、子どもには自分が実の母ではないことを話さなかった。通常、これは、子どもが後になって不幸になる状況である。その後、自分の娘が二人できた。結婚してからは、夫の会社で働いていたから、夫のしていることをすべて知っていた。数年後、彼が仕事上のパートナーを得た時、彼女は自分の重要性が減ったと考えて、仕事を共にしようという気が失せてしまった。彼女は、夫と絶え間なく喧嘩をした。そのうち、彼女の父が病気になった。そこで、彼女は、父親の看病をするために、仕事から退いた。父親が健康を回復すると、うつ病になった。夫が仕事上のことを隠しているのではないか、と疑った。そして、夫が彼女が知りたいと思っていることをすべて、すぐに話さなければ泣き叫んだ。彼女は夫を支配したかったのであり、泣くということが夫を征服するための手段だった。泣くことは、通常、他の人に対する非難である。夫の仕事は経済的には満足のいくものであり、彼女が仕事の細部まですべて知っている必要はなかった。しかし、自分が排除されていると感じ、仕事について何もかも知っているのでなければ、自分が劣っている、と感じたのである。

彼女は、支配するために弱い男性と結婚した強い女性だった。当然のことながら、対等のパートナーを選ぶということは、非常に勇気があることを示している。結婚は、一緒に生きることを決意することであり、その目的は、互いの人生を援助し、豊かにすることである。そのように考える二人にとって、結婚は建設的な課題である。自分よりも、弱い（社会的な階級の点で低いということであったり、また、アルコール依存症、モルヒネ依存症、あるいは怠惰というような欠陥を持っているという意味で弱い）パートナーを「救う」ということを期待して選ぶ人があるとすれば、そのような人は、優れていたいという隠された気持ちをあらわにしているのである。

この女性は、真正のうつ病の主たる兆候を示した。体重は、どんどん減っていき、眠ることができず、常に夕方よりも朝に、より憂うつだった。家族が貧乏になり、食べられなくなるのではないか、と恐れた。このケースを扱うにあたっての私の最初の目的は、彼女を夫と和解させることだった。私は彼女に、夫が老いつつあること、彼に対して腹を立ててはいけないこと、もっとそつなく夫を扱うべきであることを示そうとした。そして、夫を従順にするためには泣くことよりも、もっと適切な方法があること、弱い人であればなおさら、誰もいつも支配されることに耐えることができないので、いつも何らかの抵抗をするということ、一緒に仲良く暮らしたいのであれば、互いを対等な人として扱わなければならないことを説明した。

私は神経症の患者を治療する時には、いつも、できるだけ単純で直接的な方法を用いている。しかし、このケースの患者に対して「あなたは支配的な人ですね。あなたは今病気を手段として支配しようとしているのですよ」といっても無駄だろう。きっと怒ってしまうだろうから。まず信頼関係を築き、できる限り、彼女の味方をしなければならない。どんな神経症者も、部分的には正しいのである。この女性が、歳をとる——これは現代の文化において、実際、女性の価値が失われることである——ということで価値を奪われたと感じないのであれば、このような不適切な方法で自分の威信に執着することはないだろう。しかし、彼女がしていることについての真相を彼女に明らかにするのは、非常にゆっくりとしかできない。

同時にこの患者は罪悪コンプレックスにもなった。このような状況ではよく起こることである。彼女はもう二十五年ほど前に、別の男性と夫を欺いたことを思い出した。その後ずっとこの出来事は、彼女の人生においてそれ以上の役割を演じなかったが、突然、彼女は、このことを夫に話し、自分を責めた。フロイト派の解釈では、正しい理解はまったく不可能である。誤解してしまうことになる、このいわゆる罪悪コンプレックスが、もはや従順ではなくなった夫に対する攻撃であることは非常に明白だった。告白し、自分を責めることで、夫を傷つけることができたわけである。これは、四半世紀も経ってから真実を告白して、それで自らの正直さを証明するとともに自らを擁護することにある、と考えるほど単純な人が誰かいるだろうか。真実はしばしば攻撃のための恐るべき武器となる。真実を用いて、嘘をついたり、さらには、殺人を犯すことすら可能なのである。

ニーチェは、非常に透徹した洞察と、個人心理学のためにわれわれが採るのと同じ視点から、罪悪感を単なる邪悪である、といった。事実、神経症の大多数のケースにおいては、罪悪感は、それを持っている人を人生の有用でない面にとどめておく手段に使われる。このことは、嘘をつき、そのことでコンプレックスを持つ子どものケースに見ることができる。嘘をつくことで子どもは人の役に立てない子どもという役割を演じることができるのである。さらに、子どもが嘘をついたことで大いに悩んでいれば、人はその正直さに胸を打たれるだろう。

間接的な治療の方法に話を戻すならば、私は、その方法をとりわけうつ病の場合に勧める。共感的な関係を確立した後で、私は行動を変えるための提案を次の二つの段階で与えることにしている。第一段階での私の提案は、「あなたにとって気持ちのいいことだけをしなさい」というものである。患者の通常の答えは、「気持ちのいいことなどない」というものである。「それでは少なくとも不愉快なことをする努力はしないでください」と私は答える。症状を改善するために自分には向いていない様々なことをするように勧められたきた患者は、私の助言の中に、目新しさを見出して嬉しくなる。そして、場合によっては、行動を改善するかもしれない。後になって、私は次のようにいって、行動の第二の規則をほのめかす。「これは前にいったものよりもずっと難しいので、あなたがそれに従うことができるかどうか、私にはわかりません」。こういってから、私は黙り、患者の方を疑わしそうに見る。このようにして私は患者の好奇心を刺激し、患者の注目を確保し、その上で、次のようにいう。「もしもあなたがこの第二の規則に従うことができれば、十四日後にはよくなるでしょう。その規則というのは、時々、どうすれば他の人に喜びを与えることができるかよく考えてみるということです。そうすれば、すぐに眠れるようになり、あなたの持っておられる悲しい考えをすべて一掃することができるでしょう。自分が役に立ち、価値があると感じられるようになるでしょう」

私のこのような提案に対しては、様々な応答が返ってくる。しかし、どの患者も実行するのは困難である、と考える。もしも答えが、「自分自身でも喜びを持っていないのに、どうしてそれを他の人に与えることができるだろう」というものであれば、「それなら四週間が必要でしょう」といって見込みをより楽なものにする。「誰が『私に』喜びを与えてくれるのであるか」というもっと率直な応答に対しては、私は、次のようにいって、おそらくゲームの中でもっとも強力な一手でもって対決する。「おそらく、次のようにしてご自分を少し訓練するといいでしょう。実際に、誰か他の人を喜ばせるようなことを『しない』でください。ただ、どうすればそうすることが『できる』かどうかだけを考えてください」

「おや、それなら簡単だ。いつもしてきたことだから」といううつ病の患者がいれば、他の人より優位になるために、親切をしているのではないかと疑うことができる。私はそのような人には、「あなたが親切をした人は本当にそのことで喜んでいると思いますか」とたずねる。時には私は譲歩して、目下のところは、患者が練習と訓練が必要であるという理由で、これはあまりに難しすぎることを認める。このように妥協することで私は次のようにいってより穏やかな方法を持ち出す。「夜に思いついた考えをすべて覚えていてください。そして、それを翌日私に話して、『私を』喜ばせてください」

次の日、このような患者は、おそらく、その前は何日も寝ていないにもかかわらず、深夜に考えたことをたずねられると「一晩中、寝てしまいました」と答えるだろう。しかし、医師は、彼〔女〕にすぐに勝利を収めさせることがないように注意しなければならない。むしろ、熱心に、あらゆる有用な事実を集め、そうすることで、患者のライフスタイルを再構築し続けるべきである。

このようなケースを扱った際に、私は、非常にしばしば起こる災難である患者の自殺を経験しなかった。これは、以上述べたような間接的な治療が激しい緊張を弱めたからである、と私は信じている。しかし、患者のまわりにいる人は皆、叱ったり、強いたり、あるいは、批判してはならず、むしろ、患者をより有利な状況にあるように援助しなければならないということを理解しなければならない。うつ病は、患者自身よりも、まわりにいる人の方が苦しむ病気であり、身内の者が、もはや緊張に耐えることができないという時があるものである。私の助言は、「あなたがもはや患者をコントロールできないと感じる五分前に、一人か二人の看護人に託しなさい」というものである。このような段階では、自殺が迫っている。

躁病は、うつ病や重い神経症と同様、患者が人生の本当の課題に対して自分が近づくのをブロックするために立てるバリケードである。そして、時にはそれは、躁うつ病という形で精神病の発現に先立って起こる。精神病の最初の恐るべき段階は、既に見てきたように、必ず、何か緊急の問題が解決を迫られており、患者が勇気を失った時である。躁病の場合、このような魂の臆病さを克服する努力がある。そして、患者は自らを前へと押し進め、自分の行動を誇張し、不必要に興奮して話し笑う。威勢がよく、短気で、壮大な計画を持っており、自分が優れている、と感じ、自分の力を誇り、強い性的な傾向を示す。このような患者は監視する必要がある。さもなければ、害を加えるかもしれないからである。しかし、病気のこのような段階は、突然の爆発であるが、すぐにその燃料を使い果たしてしまう。自然に、かつ通常続いて起こることは、うつの段階である。この時、患者を決して監禁状態においてはいけない。必ず、表現を控えるようになるからである。躁うつ病におけるこのような状態の変化は、既に子ども時代の早い時期に、同じパターンの、しかし、軽度の行動段階を示した人に見ることができる。最初は興奮するが、すぐに、うつ状態になってしまうような人である。この傾向は、筆跡にすら見ることができる。ある言葉の最初の文字は非常に大きく書いてあるのだが、他の文字は小さくなっていき、行を外れて下の方へと垂れていく。始まりは輝かしいが、突然尻すぼみを迎えるということが、人生において、規則的な間隔をおいてくり返されるのである。

躁うつ病は、晩年に始まる循環気質と同様、診断の際に混乱を引き起こすことになるほど全身麻痺に似た症状を呈するかもしれない。このようなケースにおいては、臨床上の診断は、脊椎分泌液の検査をすることによって鑑定されなければならない。これは重要である。たった一回の麻痺をきたす症例は多々あるが、他方、当然のことながら、循環気質はくり返されるからである。ある時、私の持った患者は、このような種類の患者だった。彼の躁病は非常に速やかにやんだ。私が彼をたずねて病院に行った時のこと、彼は私に家に連れ帰ってくれるよう頼んだ。その数日前、看護師が彼を乱暴に扱ったからである。彼は回復し始め、彼の状態はみるみるよくなっていった。そこで、私は彼を家に連れて帰った。われわれがテーブルにつくと、彼は満足してこういった。「ほらね、私の人生はいつもこんなふうだった。ほしいものは何でも手に入れてきた」。私が彼が受けた激しい殴打のことを考えていたのに対して、彼は、病院から出ることしか考えていなかった。これが客観的なコモンセンスと、躁病の基礎である「私的知性」との違いである。

第三章　共同体感覚の欠如と男性的抗議

個人心理学は、意識と無意識を区別するが、独立した相互に対立した実体としてではなく、一つの同じ実体の相補的で協力的な部分としてとらえている。無意識の実在は、生理学的、あるいは、生物学的な性質のものではないので、どんな科学的、あるいは、技術的な試験をするわけにもいかない。例えば、不安が、交感神経と副交感神経に影響を与えるという事実は、不安の原因を明らかにしているわけではない。不安の起源は精神的な領域にあるのであって、身体的な領域にあるわけではない。われわれは、それを性の抑圧や子ども時代の状況にしかるべき重要性を認めないわけではないが、不安の起源をそれらに帰したりはしない。われわれにとって非常に重要に見えるのは、例えば、子どもが不安を優越性という目標、即ち、母親を「コントロールする」という目的を達するために用いるというような事実である。怒りについて、どれほど厳密に生理学的に、かつ、神経学的に描写しても、怒りがどのようにして人や状況を支配するために使われているかというわれわれの現実的体験に比べると、実際的な価値はほとんど取るに足らないように見える。この点において、われわれは、明らかに純粋に心理学的である唯一の立場を取った、と敢えて主張する。そして、感覚、感情、思考を、身体の状態や遺伝した本能に帰することは、他のほとんどすべての心理学の基礎であるとはいえ、いつも、誇張になったり、誤りへと導くことになる、と考えている。あらゆる精神的、身体的な機能が必ず遺伝的な素材によってあらかじめ条件づけられているということに異議を唱えるのでは決してない。そうではなくて、われわれがすべての精神活動の内に見て取るのは、この素材がある目標を達成するために「使われている」ということなのである。私がこれまで述べてきたすべてのケースにおいて、感覚と感情は特定の目標（これらの例においては、神経症的な性格のものだが）を達成するために必要な方向と程度まで発達している。不安や悲しみ、その他、すべての感情の表現は、ライフスタイルから予言することができたであろうような線に沿っていた。また、夢も感情を全般的な優越性の追求と一致させることに関与しており、その活動は、精神の創造性についての顕著な洞察をわれわれに与えるということを見てきた。

悲しみが、ある人の目標を達成するために必要であるとすれば、その人は、当然、幸福になることはできない。惨めである時にしか幸福になれないからである。しかし、われわれは、感情は、必要に応じて、現れたり消えたりするということに気づいている。広場恐怖症の人は、家にいる時や、他の人を自分の支配下におくことに成功した時には、不安の感情をなくす。神経症者は、自分の経験の中から、自分が征服者であるという感覚を持っている部分を「除く」すべての人生の領域を排除しようとする。ある気分や感情を自分の中に創り出すことで、自分の世界の中にある不快で征服することのできない他のものを追い払い、締め出すことができることがわかる。ダチョウのように気分そのものの中に自分の頭を隠すという無駄な試みをさえするようになる。

しかし、あらゆる気分の変動と、それを支配しようとする試みの背後に、比較的変化することのない真の性格がある。例えば、臆病な人は、自分より弱い人に対して、傲慢さを示したり、保護された立場にいる時には、勇気を示すとしても、それでも臆病なままでいる。そして、番犬や銃や警官に囲まれている時に、不安を感じないとしても、そのことは、われわれを欺くことはない。臆病な人の性格は、彼〔女〕が過度の保護を要求していることからわかる。誇り高い人が、非常に寛大で、人のいいなりになることさえあるかもしれない。しかし、そのような人は自分より劣っている人に囲まれているのである。人の真の性格を判断するためには、いつも、その人が選んだり、自分に許した環境を十二分に考慮に入れなければならない。

われわれが個人心理学において、共同体感覚と呼ぶものは、個々の人間のあらゆる自然的な弱さを、真に、必ず補う。人間は、生物学的に見ても、明らかに社会的な存在であり、成熟に達する前に他の人に依存しなければならない時期は、どんな動物よりもずっと長い。人間がまさに生存するために必要とする高度な協力と社会文化は、自発的な社会的努力を要求し、教育の主たる目的は、それを喚起することにある。共同体感覚は、生まれつきのものではなく、意識的に発達させなければならない先天的な可能性である。どんなものであれ、いわゆる社会的な「本能」を当てにすることはできない。その本能が表される仕方は、環境についての子どもの概念や見方に依存しているからである。既に見たように、社会についてのこの見方が発達する時に、もっとも重大な要素は母親である。母親こそが、すべての子どもが初めて接触する信頼に値する「仲間」だからである。人生の最初の四年か五年に、子どもは、生まれつきの能力を最初の印象に適応させることで、自分自身のライフスタイルの原型を築きあげる。そして、そのようにして、撤回することのできないライフスタイルの基礎を築く。これが後になってより定式化されたライフスタイルへと発達し、人生の三つの課題に対する答えを条件づけることになる。それ以前、あるいは、もっとも早い時期においては、母親が精神的に健全であることは必須のものである。ライフスタイルが発達する時期には、母親のものの見方と人生についての見方の広さが非常に重要である。

母親は、最初の重要で、とりわけ人間的な変化を子どもの行動の中にもたらす。母親に影響されて、子どもは初めて自分の欲求と器官的な衝動を抑える。そして、自分がほしいと思っているものを得ようと努力するのを遅らせたり、まわりくどい方法を取るようになる。人生の諸々の困難を克服し、優越性を得ようとする目標は、またほとんどあらゆることにおいて自分が無力であるという感覚で始まる子ども時代の刺激でもある。子どもにとって、目標の守護者は、注意深い寛大な母親であり、多くの場合、母親は、具体的な形として目標それ自体ですらある。しかし、このような目標は永遠に可能であるというわけではない。母親であることの技術は、子どもに自分自身の努力で自由と成功の機会を与え、そうすることで、子どもがライフスタイルを確立し、ますます有用な方法で優越性を求めることができるようにすることにある。それから、母親は、子どもが次第に他の人と、人生のより広い環境に関心を持つように仕向けなければならない。この二つの働き、即ち、自立心を与え、家庭と世界におけるまわりの状況について、真の最初の理解を伝えるという働きを果たしている限り、子どもが共同体感覚、自立心、勇気を発達させることになる。そして、子どもの方も、仲間、友人、よき仕事のパートナー、愛における真のパートナーになるという子ども自身の目標を見出すだろう。このような人生への通過儀礼によって、何としても優れていようとすることが、共同体感覚と結びつき、人生の有用な面で勇気のある楽観的な活動を行うようになる。人の感覚はすべて、一生を通して、優越性を追求することに伴う共同体感覚の量によって修正される。

問題行動のある子ども、神経症者、犯罪者、性的倒錯者、売春婦、自殺する人の行動のような、人生の有用でない面におけるあらゆる行動は、多かれ少なかれ、まさしく、共同体感覚の欠如とそれに伴う自信の喪失にその起源を求めることができる。保育園から職場まで、また、学生時代から結婚生活まで、われわれに求められる適応は、直接あるいは間接的に、対人関係的な行動だからである。人生のもっとも早い頃から、われわれは主として社会的あるいは反社会的な仕方で（中立であることはありえない）新しい思想と出来事に出会う。例えば、自分のまわりの病気や死に脅えている少年を仮定してみよう。彼は、その恐怖を医師になって死と闘うという決心によって鎮めようとするかもしれない。これは、私が同じような状況に置かれた少年に見出した反応である、墓掘り人、即ち、「他の人」を埋葬するというような考えに比べて、より社会的な考えであることは明らかである。共同体感覚が、初めから、魂の優越性の追求努力のうちに埋めこまれている時には、それは思考と行動のすべてに影響を与え、無意識化された確実さをもって働く。そして、この無意識化された共同体感覚が不十分なものであれば、そのような人の関心はあまりに自己中心的なものであり、自分が無能で、取るに足りないものである、と感じる。そのような人の他のすべての感覚は、多かれ少なかれ、この感覚と結びついている。即ち、それらは、たとえ以前はそうではなかったとしても、「それだけでは」存在しないし、行動を制御することもない。そして、当然のことながら、時折、われわれの二次的な決断に影響を与える。

無力であるという感覚、即ち、「劣等感」は、個人心理学の根本的な概念である。それがどのような形を取るのであれ、個人の「行動」を十分に調べて初めて、正しく評価することができる。それを正しく診断することは、おそらく、人生の初期においては、より困難であろう。その頃には、本能を回避し、感情そのものを自分から隠そうとする多くの努力が見られるのであるが、これらの人生の初期の態度の大部分は、器官の強さ、あるいは、弱さと、そして、環境が友好的であるか敵対的であるかということと結びついているからである。しかし、遺伝による身体も、環境も、無力であるという感覚に対して全面的に責任があるわけではなく、また、その二つをあわせたものによって、この感覚が引き起こされるわけではない。それがどの程度感じられるかは、これらの二つの要素に加えて、子どもの反応に依存しているのである。子どもの魂は、身体と環境を意識的に結びつけるものとして、無限の「因果的な力」を持っているように見える。しかし、正常であれ、異常であれ、それは決して数学的な正確さでもって反応することはない。生きているものは、死んだものとは違って、いつも、多かれ少なかれ、不正確な、そして、自発的な仕方で反応しているのである。

しかし、便宜上、無力であるという感覚を典型的な原因に応じて、典型的な種類に分けることはできる。神経症の子どもには三つのタイプがある。器官劣等性を持った子ども、甘やかされた子ども、そして、憎まれた子どもである。身体的な欠陥は、先天的なものであれ、後天的なものであれ、必ず、劣等感を引き起こす。そして、通常、特定の欠陥に対する特定の補償の努力を認めることができる。例えば、生まれついては左利きでありながら、右手だけを使うように訓練されてきた多くの人は、手を十分に使えないという感覚を芸術に関心を向けることによって隠す。音楽家や画家のように非常に手先が巧みであることは、彼らの人生の目標において欠くことのできない要素となる。視力が劣っているということが職業選択の際に影響を与えることになった画家や詩人も多くいる。ミルトン(1)やホメロス(2)は、この後者の補償の典型的な例である。ベートーヴェン(3)が難聴であったこと、また、デモステネースが吃音であったことも、優越性の追求がこれらの点に集中していることがわかる。[4]

多くの人が、天才や才能のある画家の作品に見られる補償的な要素へと私と私の仲間が向けた注目に異議を唱えた。そして、われわれの経験が絶えず確かめていることを否定しようとしている。しかし、彼らが反対しているのは、個人心理学を誤解しているからである。われわれは、器官が不自由であることが天才の作用因である、と仮定するほど愚かではない。フロイト派の心理学者の多くは、実際、人間の天性のもっとも崇高な作品は、性的な抑圧によって直接引き起こされる、と仮定した。しかし、われわれはそのような奇妙な一般化はしない。われわれの見解では、天才は、何よりも最高に有用な人である。芸術家であれば、文化にとって有用であり、あまたの人の余暇の時間に輝きと価値を与える。そして、この価値は、単なる空虚な輝きを放つものでなければ、本物であり、高度の勇気と共同体的直感に依存している。天才の「起源」は、遺伝による身体にも環境の影響にあるのでもなく、私が既に言及した個人の反応という第三の領域にある。この領域には、社会的によしとされる行為が含まれている。しかし、その特定化された「表現形式」を選択する時、最高の才能でさえ、それが与えられている有機体によって条件づけられ、そのもっとも困難な「欠陥」に従って、特定の集中の様式を獲得する。

多くの観察によってのみ正しく得ることができる、この原理についての知識は、器官劣等性のある子どもたちを治療する際に、もっとも役に立つ。この原理は彼〔女〕らが、過剰補償という多くの危険に陥らないようにするからである。

甘やかされた子どもは、他の人からあまりに多くのことを受け取る位置にいるので、自分自身の力を決して自ら証明することはない。彼〔女〕の目標は、経験に一致して形作られるものであるが、家族の中心、注目と世話の中心に位置するということにある。よくある症状は、怒り、不満、乱暴、不安、夜尿、孤独を避けようと努めること、不登校である。治療の仕方はすぐに思いつく。しかし、異常なほど強烈な、安全でないという感覚を考慮に入れなければならない。

憎まれた子どもは、誰にも甘やかされたことがないという、より悪い位置にいる。その目標は、他の人から逃れて安全な距離を確保することである。残酷さ、内気であること、臆病であることなどが症状である。このような子どもは、しばしば人の目を真っ直ぐ見ることができなかったり、話せなかったり、面目の失墜を恐れて、感情を隠す。

誰も自由の中で成長することはない。誰もが、この地球上、この宇宙の中で、一番近い環境に、精神的、感情的、そして栄養的に依存している。しかし、これらの関係を意識的に受け入れなければならず、人生の課題としてそれらに答えなければならないという限りにおいては、依存してはいない。人がそのつど出しているあらゆることが答えであり、人がそのつど出している答えは、常に、最善のものである。われわれは全知に恵まれているわけではないので、われわれのもっとも現実的な希望は、大きな間違いを含んだ答えをしないということである。そこで、個人心理学の見解も含めて、あらゆる見解を検証し、注意深く証明と反証を集めるべきであろう。われわれのもっとも優れた学問は、コモンセンスでもって適用しなければならない。

憎まれた子どもも、人生を、彼〔女〕らに与えられたままに受け取り、できる限りの最善の反応で、人生に反応する。そして、次第にこれらの反応を無意識化された人生のパターンへと「固定」する。それ以後は、どんな順序で現れようと、人生の三つの課題は、この固定化された行動「パターン」によって、対処することになる。経験によって、どれほど入念に洗練されたとしても、このことに変りはない。人生が並外れて緊張を強いるものであることから、このような子どもたちは、普通の子どもたちよりも高い安全と優越性の目標を要求する。子どもたちの印象、認識、態度のすべては、偏見で見られた状況によって条件づけられる。それゆえ、彼〔女〕らが人生から学ぶものは、どんなものであれ、新しい見方であることはめったになく、どうすれば、古い見方をより詳細なもので満たすかというだけである。

これら三つのタイプの子どもたちに、三つの典型的な劣等感の強調を見ることができる。そのように強調することは、社会的な接触の力を弱め、いつも狭い関心の領域に人を孤立させる傾向がある。対人関係を避けようとする人は、時に人を欺く態度を取る。私は、ある時、知り合いの老婦人に電話をした。その婦人は、慈善活動でよく知られていた。たずねてみると、婦人は泣いており、年老いた夫も涙を流して、彼女の前に立っていた。「どうしたのですか」と私はたずねた。「このかわいそうな老人を見てください」と彼女はすすり泣いた。「彼には、五人の飢えた子どもがいます。それなのに、借りている十シリングが払えないと、追い出されることになります。私は彼に五シリングしかあげられません」。「泣かないでください」と私は答えた。「あなたの寛大な贈り物に、五シリングの小さな贈り物を付け加えさせてください」。彼女は、私がいつもいい人であると知っていた、といって、私にくどくどとお礼をいった。今や私にはこの老婦人が金持ちであるだけでなく、本当の共同体感覚を持っていないことがわかった。彼女は自分の親戚とだけ交際をし、しかも、支配的な仕方で交際していた。彼女の慈悲的な行為は、彼女の性格と矛盾したものではなかった。彼女の貧しい人に対する哀れみと悲しみが、彼女に彼女の生きがいとなっている一種の優越感を与えたのである。個々の優越感の証明を、ライフスタイルの全体から切り離して判断しても意味がない。心理学的に理解するためには、あらゆる感情が向かう目標を認識しなければならないのである。

強迫的な罪悪感を持った少年

神経症的な想像上の優越感を形作る時には「罪悪感」が用いられることに、私は早くから注意を向けてきた。私の経験の中でもっともはっきりとした例は、第二子で、父と兄の両方が正直な性格であるということでよく知られている少年のケースである。第二子の子どもによくあるように、この少年の優越性の追求は、大部分は、兄よりも優るということに集中していた。七歳の時、この少年は、教師に嘘をついた。兄が手伝ってくれた宿題の作品を全部自分が作った、といったのである。このことで彼は罪悪感を抱いたが、それを三年間隠し、その後、先生のところに行って嘘をついた、と告白した。教師はこの件を真剣に取り合おうとはせず、ただ笑っただけだった。そこで、少年は、その場から立ち去って、父親に強い感情と悲しみと共に、そのことを打ち明けて心の重荷を降ろした。父親は、子どもが真実を深く愛しているのだ、と考えて喜び、息子を慰めほめた。しかし少年のうつ状態は、父親が罪を許してくれたにもかかわらず、消えなかった。自分は嘘つきだ、と強迫神経症的に考え続けた。家の高い道徳的雰囲気と、学業でも人気の点でも自分が兄よりも劣っているという気持ちが結びつき、彼に最高の家族価値において優越性を追求させることに努力させることになった。ささいな誤りを一生にわたってあがなうことで、自分は他の誰よりも非の打ちどころがないということを証明することに全力を傾けたのである。

少年の神経症は進んだ。彼は自分が宿題をする時に正直でなかったこと、そして、よくあるようにマスターベーションをするということで、自己非難をするようになった。このことは、試験の前にもっとも激しくなった。このようにして困難を増やすことで、彼は兄よりも勝っていないことの申し訳が立つ、と感じた。大学を卒業してから技術課程を終えたい、と思った。しかし、その頃までには、彼の強迫神経症が高じ、一日のほとんどの時間は自分を許してくれるようにという祈りに捧げられた。もちろん、このことで仕事に就くことができなくなった。彼は病院に収容された。そこで、治癒不可能である、と見なされた。しかし、彼の状態はよくなり、退院した。退院にあたって、もし再発すれば、もう一度入院させてくれるように頼んだ。この時点で、仕事を変え、美術史の勉強を始めた。しかし、この科目の試験を受ける前に、突飛な行動をして、試験が受けられないことになった。ある祝祭の日に、教会に行った。その日、教会は人で一杯だった。彼は、皆の見守る前で平伏して、自分が最大の罪人である、と大声で泣き叫んだのである。

このようにたくさんの人の集まる場所で注目を見事に得られたことから、彼が子ども時代に持っていたのと同じパターンの野心を見ることができる。教会の礼拝にくるすべての人の中にあって、もっとも深く罪を悔いる人になることは、正直であることが最高の価値であるとする家庭で、もっとも柔軟な、良心を持つのと同じ種類の優越性を意味している。最善であることはできないが、よりよいということである。病院に戻ったある日、丸裸になって昼食に現れることで、またもや自分を目立たせた。彼は非常に体格のいい人で、身体の外観では家族の他の者とは引けを取らなかった。

この患者が仕事や試験から逃れたのは、このような通常の状況では輝くことができない、と恐れたからだった。必要とされる時には、特に強められる罪悪感は、成功する自信がないような活動を意図的に排除することであると見なさなければならない。また、悪名を得るという安直な成功を獲得するという傾向もあった。この傾向は、彼の全般的な目的と矛盾したものではなく、食事の時に裸で姿を現したり、その他の奇行をするよう彼を促したのである。

医師の仕事は、このような患者に自分がしていることをはっきりと認識してもらうことであり、自己中心的な関心を、社会的な生活と有用な活動へと転じるということにある。これは個人心理学者が、訓練と協力によって自らを訓練しなければならない技術である。科学と原則についての知識だけでは、必要とされる完全な信頼を得ることはできないからである。例えば、私が今し方述べたケースでは、患者が私のところに訪れた最初の十五分の間に、ライフスタイルが目標としている優越性を正しく認めなければならなかった。私がそうしていなかったら、すぐに抵抗に会っていたことは確実である。一歩一歩、子ども時代の困難について正しく話すように持っていき、次第に抵抗を減らして、兄と比べて自分が価値がないという深い感情を明らかにさせなければならなかった。それからは、正直さで父親に自分を印象づけようとしていたこと、注目を得るために画策したことを認めることは、容易なことになった。

個人心理学の方法は、依然として患者が慣れ親しんできた誤りを認めてそれを訂正するということが必要なので、その方法によって治療する人は最高の技術、巧みさが必要とされる。われわれは、決して、精神医学の他の学派が、神経症を治療するのに成功を収めてきたことを否定するわけではない。しかし、われわれの経験では、治癒はその方法によるというよりは、むしろ、たまたま患者と医師がよい人間関係を持ったこと、あるいは、とりわけ、患者を勇気づけたからなのである。偽医師や整骨療法家が、人の人生への態度をかなりよくすることが時々あるのは事実である。それで、サント・アン・ドゥ・ボプレ[5]やクリスチャン・サイエンス[6]や、クエ[7]、あるいは、ルルド[8]を訪ねることが、同じことを引き起こすかもしれない。しかし、われわれは、すべての精神病の治療は、たとえ、より骨の折れるものであるとしても、患者に自分自身の誤りを理解してもらうという、より単純なプロセスのうちにあることをこれからも確信している。

既に見たように、大抵のわれわれの患者のライフスタイルは、子ども時代の劣等性の典型的な三つの立場にさかのぼることができる。正常なライフスタイルを確立することを妨げるようなある種の適応の誤りがいくつか存在し、それは子どもが家族の外で初めての社会的な課題に直面する以前にさえ明らかにわかるものである。子ども時代のこのような誤りの一つは、性的な役割を受け入れることを拒否することである。性的な役割を受け入れなければ、少年は少女のように育ったり、また、その逆のこともある。

このような誤りは非常によくあることであり、実際、ほとんどすべての人が軽いものではあっても、この種の傾向を示すものである。おそらくあらゆる男性が、身体か行動の中に、女性的であると感じられる何かを持っている。そして女性もしばしば非常に男性的な身体傾向を持っているが、それに相当する心の男性性をいつも見せるわけではない。しかし、誤った性的特質は心の中にあるのであって身体の中にはないという方がより一般的であろう。

生殖腺は、たしかに、身体に対して広範囲な影響を及ぼす。しかし、人が何を優れたものと見なすかにあたって、生殖腺は非常に限られた力しか持っていない。本当の性的な機能について混乱を引き起こすことの主たる原因は、この優越性の目標の方なのである。性倒錯の精神的な兆候を扱う時、このことを忘れてはならず、あまりに生殖腺に原因を求めてはならない。おそらく、優越性を求めての精神的な努力が、結局は、生殖腺そのものに影響を与えているということも等しく真実である。何よりもまず見なければならないのは、その患者がどのように性についての考えと自らの目標とを関係づけているかということなのである。

いつも少年になりたかった若い女性

優越性の目標は、いつも多かれ少なかれ、男性の役割と同一視されている。これは、実際そのようであれ、想像の上だけでのことであれ、われわれの文明が男性に特権を与えてきたからである。少女の劣等感は、自分が女性であることが明らかになった時に、はっきりと増すことがある。少年の劣等感も、自分の男性性に疑いを持つ時に増す。少女も少年も、男性的な行動と想像するものを誇張することで、この劣等感を補償する。この種の補償は私が「男性的抗議」と呼んできたもので、状況に応じて非常に複雑で入り組んだ結果をもたらす場合がある。内面においても、外的な行動においても、その主たる兆候は、異性に対して必要以上に支配的な態度を取ることである。それは常に非常に野心的なライフスタイル、超人、あるいは、非常に甘やかされた女性になりたいという目標とはっきり結びついている。行動は過度に緊張したものであり、このことは、順境にあっては隠されているが、敗北を喫した時には、はっきりと現れる。男性的抗議は、私が引いたいくつかのケースに、ある程度は、示されているが、より典型的な例をあげることにしよう。

二十六歳の神経症の女性が、私の診察を受けにきた。六歳の時に母を亡くしており、その後は、十三歳まで子どもに甘い父親と一緒に暮らしていた。彼女の早期回想は、「私は人形と遊ぶのが嫌いだった」というものだった。これは彼女が正常な仕方で発達したくないということの兆候だった。おもちゃの電車で遊ぶ方を好んだのである。いつも行動が荒っぽいことを望んでいた。そして、典型的なおてんば娘のように、男の子としか遊ばなかった。女の子と遊んだとしても、髪の毛を引っ張ったりなどして困らせた。「男と女についてどう思うか」という私の質問に対して、「女はいつも策略を巡らすが、男は率直だ」と答えた。これは、彼女が男として成長したいという意志をさらにはっきりと示す兆候である。

ついでながら、私は決して女の子が電車で遊んだり、木に登ったり、どんなものであれ男の子の遊びをしてはいけないといっているわけではない。しかし、子どもたちが最初から正しい性の役割を知り、それに対して準備をしていれば、子どもたちの後の人生における多くのトラブルが回避される、と確信している。もちろん、よくあるように、家庭の雰囲気が女性は無能力であることや、男性の特権を強調するようなものであれば、このことは不可能なことである。

女性という性を軽んじる人は、すべてある種の罰を蒙ることになる。そのような人は、真実と現実に矛盾した態度を発達させるからである。

この患者に、男と女にどんな感情を持っているかたずねたところ、十三歳の時に、誰かが恋をしていると聞いた時、笑ってしまった、といった。彼女は、二十歳になるまで愛については何も知らなかった。このことは、彼女が運動に熱心であったという事実に加えて、自分の性の役割からダチョウのように逃げていたということを証明した。愛を何か笑うべきものと考え、自分の女性性を運動に秀でることで否定したい、と思った。私は彼女の月経に困難があるのではないか、と予想した。これは、自分が女性であることに恨みを抱いている少女がしばしば経験することであり、ひどい苦痛を感じ、怒りっぽくなるからである。しかし、これは彼女には当てはまらなかった。十三歳の時、彼女を甘やかす父親が再婚した。その時、怒りの兆候を示すのではないか、と予想されたが、そうはならなかった。彼女は、どんなことであれ女性的なことは軽蔑していた。そして、自由になれるので、父親が再婚したことをうれしく思った、といった。しかし、父親とのトラブルはその時から始まった。家から離れて自由になって、ソーシャル・ワーカーになりたい、といって家で喧嘩をした。経済的に自立して、父親を征服したかったのである。ソーシャル・ワーカーになりたいということには、子どもたちを支配したい、という思いがあった。

もちろん、患者がしばしばいうように、家族の者からはお金を受け取りたくはないということをわれわれはよく知っている。患者が私に家からはお金を受け取りたくはない、という時、私はしばしば「もらった方がいいですよ。結局はあなたにとって安くつくことになるから」という。

この患者にはたくさんのボーイフレンドがいたが、決して恋をすることはなかった。十二歳か十三歳頃に少年、少女が恋をするのは、普通のことである。五歳や六歳の時に恋をするのも、珍しいことではない。しかし、二十三歳になってこのような経験をしたことがない人は、愛に対して準備ができていないのである。愛は、早くから準備しなければならない必要な人生の課題であり、愛のトレーニングは、人生の教育における必須の部分である。通常の愛も、同性愛のような倒錯のすべても、訓練と教育の問題なのである。

二十三歳の時、この少女は、これは愛だと思う感情を持った。彼女は、その男性をそれまでの誰よりも愛した。そしてこの愛はセックスにまで及んだ。この自由なセックス関係は、自立しようという努力の一部であり、父親に反対して、男のようになろうという決心の一部だった。ところが、この男性の気持ちは変わり、しばらく姿を消した。彼女はこの敗北に耐えることができず、後を追おうとした。結果は、男が求婚されるのは体面にかかわることであり、女性からの求婚にあまりに安易に応じることを恐れるわれわれの文明で予想されるものだった。男はますます愛情から覚めてしまった。とうとう、彼女は彼が別の少女と一緒にいるところを見てしまった。そのことで、彼を責めたが、喧嘩をした際、彼は彼女がどこにでもいる少女だと告げた。この後、彼はまったく姿を消し、別の女性と結婚した。

このことがあってしばらくの間は、男性とのつき合いはスポーツの面だけに限り、関係が少しでも進むことに怖れを抱くようになった。ボーイフレンドの一人が彼女にキスをしたいと思った時、逃げ出してしまったほどである。後になって別の男性の恋人になったが、幸せには感じられず、いつも喧嘩をして、結婚することには同意しなかった。その男性はアフリカへと旅立った。しばらくの間姿を消す方がいいと判断したからである。彼女の不幸は続き、最初の恋人の思い出で心は一杯だった。絶えず彼女が喧嘩をしていたことから、また、結婚した人、それゆえ、得ることのできない恋人への思いが再燃したことにも、結婚しないことの口実を見ることができる。典型的な症状は、セックスをしても満足を得ることができなかったということだった。結婚には準備ができていなかったのである。

この少女にとって、女性であるという思いは、敗北を意味した。そこで、少女のようにふるまって、結婚の希望を持つことには耐えられなかった。スポーツを続けて男の子のようにあり続ける方が、彼女には容易だった。他方、結婚は、自然で論理的な社会的要求だと感じていた。このような葛藤する状況において、二つの大きな敗北によってさらに勇気をくじかれた。まず第一に、父親によって。父親は、彼女を甘やかすのをやめ、再婚したからである。第二に、最初の恋人が逃げたことによって。この上、敗北を喫することのないよう、愛と結婚からできるだけ距離をおくことにした。そして、この課題を前にしてためらっていることを正当化し、愛と結婚から確実に距離を取るために、男性の愛を保持することは不可能である、と自らを説得した。他の多くのケースと同様、このケースにおける根本的な困難は、女性の役割は必ず重要性において劣ったものである、したがって、あまり価値がないという考えにある。これが愛と結婚における不幸の主たる原因であり、男性的抗議の根底にある幻想なのである。

第四章　愛と結婚の諸問題

私のすべての講義の最後に、愛と結婚に関する問いに答えなければならない。心理学の本を読んで、性衝動は他のあらゆる活動が関係づけられる中心的な動機であるとまちがって考えるようになった人がずいぶん見受けられる。私には、このように人生の一つの機能にすぎないものを不自然に強調することの理由がわからない。もちろん、それが重要ではあることは認める。しかしその重要性は変化するものであり、様々な現象のうちに転位された性的要素を見出すことは、たとえ可能だとしても、実用的にはあまり有用ではない。われわれの経験では、性的な諸要素は、個人のライフスタイルとの関係を離れては、正しく評価することすらできないのである。

性的な発達段階はこの個人のライフスタイルの機能を表す。そして、個人のライフスタイルをその原型において把握することができる限りにおいて、性的な生活を、そのあらゆる気まぐれ、ためらいと、つかまえどころのない精妙さとともに洞察することができるのである。原型ということで私が意味しているのは、個人の人生への適応の原型となる形態のことである。決して成長することなく、人生の全体を支配するのは、男と女の内にある赤ん坊である。ある宗教が幼児を崇拝してきたことは、驚くにはあたらない。この原型的な存在は人間の人生におけるもっとも偉大な力だからである。原型は、われわれがそれを認識し理解すれば、どこまでも発達させることができるかもしれないが、ライフスタイルの中に常に存在するものである。

各人の内にあるこの原型は、愛する人としての行動を支配するキューピッドである。原型が発達してパーソナリティが形成されるのであるが、その原型が社交的で他の人に関心があれば、あらゆる愛の諸課題をパートナーへの忠誠と、社会への責任をもって解決するだろう。原型が、注目を引き他の人を抑圧しようとしていれば、その後の姿は性を同じ目的のために使うことになるだろう。即ち、相手を支配するために性関係を確立することになるのである。異性を排除した限られた活動領域で優れていられることで形作られる原型は、後になって、同性愛や、その他の倒錯を生みだすことになるだろう。性的な生活の主たるアウトラインは、このように厳密に予め条件づけられているのである。

それゆえ、われわれは、その目標によって、とりわけそのもっとも原型的な形態を見出して、様々な性的な衝動を解釈するのであるが、他方、この反対は当てはまらない。本能や衝動を研究しても、個人の精神の構造を理解することができるようにはならないのである。精神の働きをこのような観察から説明しようと努める心理学者が、直感的に、自分では気づかないうちにライフスタイルを前提としていることに気づくことは、興味深いことである。

愛と結婚は、個人心理学の見地からは、性的な課題――人生の重要な三つの課題の一つ――に対する正常な答えであり、われわれの課題は、それらが個人に提示する特別の諸困難を理解することである。子ども時代に社会生活に対してよく準備されてきた人は、性的な生活において大きな問題を持つことはないだろう。勇気、楽観的な態度、コモンセンス、そして、地球上でくつろげると感じられることは、長所と短所に等しい確信をもって直面することを可能にするだろう。そのような人の優越性の目標は、創造的な力で人類の役に立ち、その困難を克服するという考えに一致したものである。性的な表現の規範から逸脱することは、直感的に好ましくないこととして排除される。その有用な目標は、感情と行動のすべてを適切な仕方で愛にアプローチできるように準備する。他方、思春期の愛の関係と友情の経験は、愛の訓練をし、彼〔女〕の立場を強化するだろう。文学がいかに不幸な愛と悲惨な結婚（不和の一般的な原因）について語っても、その人は道を誤ることはないだろう。そして、たとえ不似合いな結婚のパートナーと不快な経験をしたとしても、そのことは彼〔女〕の人生を堕落させることはないだろう。彼〔女〕の社会生活、仕事、美についての理想は、通常の敗北には屈することなく永らえるだろうし、美的感覚それ自体は、人生に適応していくことの美へと移されるのである。

これとはまったく異なるのが、社会的な接触が貧しく、他人の人生に本当の関心を失ってしまった人の運命である。そのような人は、適切な準備をしないで愛にアプローチする。あらゆる愛の課題は、性的に惹きつけられる他者に対する行動の問題であるという意味で、対人関係の課題だからである。そして、彼〔女〕らのような準備されていない人は、あらゆる状況の中でもっとも親密で強力な対人関係である結婚ということになると、困難は克服できないものである、と感じる。このような人は、孤独な人生へと自分を育ててきたのであり、本当は、他者と人生を共にはしたくないのである。そこで、対人関係が必要で利益があるようなごくわずかな活動をのぞいては、パートナーを排除しようという傾向があり、結婚を完全な人間関係であるとは考えない。幸せな結婚生活を送っていない親から愛と結婚について学んだことによって、困難がさらに増すという場合もしばしばある。そして、自分の身のまわりや、文学から、学んだことが正しいことの確証を集める。通俗小説では、結婚は通常、不幸なものとして描かれている。不幸なラブストーリーが数多くあるのは、おそらく読者がそれを利用するために求めるからであろう。

結婚への主たる障害の一つは、男性は機能的により優れているという広く流布している意見にある。このことから、男性は支配について誤った期待を持つようになり、少女は、自分の女性の機能に対して反抗するようになる。「男性によって作られた世界」において、隷属の役割を拒否するのは当然である。大きな疑惑、嫉妬、喧嘩は、直接このような反目から生じている。愛や結婚によって犠牲になっていると感じれば、人生のあらゆる関係が損なわれてしまうからである。例えば、少女が、女性の立場が男性よりも悪いか低いと感じれば、自分が優れていることを示そうとして、男性と何らかの競争関係に入るだろう。パートナーのいずれかが、支配するために自分より弱いパートナーを探しているならば、必ず失望する。これは待ち受ける態度だからである。そして、態度が「与える」というものである時だけ成功するというのが、愛と結婚の不変の法則に見える。愛と結婚への態度がためらいがちで、優柔不断、待ち望むものであれば、社会生活全般に対して準備ができていないことを示している。そして、人生の可能性の大部分を排除するという傾向があると推論しても間違いはない。このような場合、人はいつも自分の行動を正当化するだろう。しかし、本当の目的は、結果に現れる。即ち、愛と結婚がいつまでも延期されるのである。このような避けたり排除したりするという目標において取られる手段は興味深いものである。それにはあらゆる神経症の症状が含まれており、それらは多かれ少なかれ性的な機能と結びついている。性的な面で吃音者になるのである。早漏、性的な関心と満足の欠如、膣痙、不感症などはすべて、一見したところ喜んでなしとげようとしている行動を排除しようとする決意を示しているのである。

もちろん、普通は、性的な目的は人生の目標と調和しており、実際、人生の一つの側面である。そして、この性的な目的へアプローチすることが可能となるやいなや、それにふさわしい思考と感情を創り出し、あらゆる矛盾や対立する課題を排除する。しかし、神経症者の場合は、普通の性的な営みを抑止したり、妨害したり、歪めるような不適切な思考や感情が生じてくるのが認められる。インポテンツなどの性的無能力は、神経症的な優越性の目標と誤ったライフスタイルによってもたらされるのである。そして、調べてみれば、いつも、与えることなく受け取るという固定した意図と、共同体感覚、勇気、楽観的な活動の欠如が明らかになる。

器質的な無能力の他に、それとは別の、性的なパートナーシップを排除しようとする方法がある。結婚について誇張された現実的でない理想を抱くこともその一つで、これはよく見受けられる。また、明らかに不適格な人、例えば、はるかに年長である人、不治の病いにかかっている人、未成年者などと一緒になりたいという願いも同様である。患者が、長い時間結婚を延期し、その不決断の理由を浮気傾向に帰する時、調べてみれば、しばしば、背景にはためらう態度に伴う性倒錯があることが明らかになる。しかし、それを結婚を排除する動機ととらえるのは間違いで、他の人生の課題を前にしてためらうのと同じだと認識すべきである。

飲酒によって支配する夫

婚約の前後に、愛と結婚を排除しようとする努力は、ライフスタイルの原型的な、あるいは、子どもっぽい適応のパターンにそのモデルがある。この事実は、次のような若者の結婚歴に見ることができる。この若者が初めて私のところにきたのは、二十三歳の時だった。その時、彼は無職で、友人もいなかった。これに先立つ一年前、二年間つきあっていた女性と結婚した。彼女に対する彼の態度は、いつも嫉妬を感じ、助言をし、批判をするというものだった。少女は結婚を望んでいた時には、非常に従順に見え、彼もそのことと、結婚が母親を敵に回すことになることを知って、優越感を楽しんでいた。しかし、結婚後、妻があまり従順ではなくなると、彼は時々怒りを爆発させるようになった。子どもの頃の母と姉が彼の願いを聞き入れてくれなかった時に、二人に対してしたようにふるまった。子どもの頃の彼は、叫び声をあげ、授業から逃げ出し、おもちゃをこわし、自分自身や、その時自分がしていることをめちゃくちゃにして、あらゆる方法で母親を悩ませた。現在の彼は、妻と喧嘩をした後、深酒をし、酩酊して帰宅するようになった。

この人は甘やかされた子どもだった。父親を二歳の時に亡くし、母親に甘やかされたのである。このような立場にいる子どもがそうなりがちのように、家族の中で暴君になった。そして、八歳から十三歳までは、よく失神した。

失神することと怒りとの間の結びつきは、あるケースにおいては、器質的な基盤がある。私は怒っている時に意識を失うタイプの患者を見たことがある。私は、脳の血液循環に独自なところがあるのではないか、と推測している。このようなケースにおいては、てんかんの発作が、例えば、小発作のように、様々の程度で起こるということがありえる。このケースのように、もしもはけ口があれば、発作はやむかもしれない。そして、この患者は、怒りを抑えることを強いられたわけではなかった。

個人心理学の見解にしたがって、この子ども時代の行動がくり返されるだろうと予言できる。そして、他の人と激しく争えば、子ども時代と同じ方向に進むだろう。即ち、自分自身を傷つけることで他の人を傷つけるだろう。このような行動を取っても、やがてまわりは無関心になるので、怒りと危害は、相応じて、増していく。この場合、飲酒が妻を十分に罰することがなくなった時、彼は妻と喧嘩をした後自殺を企てた。彼は自分をひどく傷つけ、非常にゆっくりと回復した。父親から莫大な財産を譲り受けたので、自制する必要はあまりなかった。一つの仕事を長く続けることはできず、その失敗をひどい労働条件に不平をいうことで正当化した。

このケースは、甘やかされた子どもが、征服者になるための最善の手段を講じることができないということを非常によく例示するものである。それは、また、酩酊というような状態を、ライフスタイルを認識することなしに扱うだけでは、十分ではないということを教えてくれる。ライフスタイルは、状況がどう変化しようともその個人の優越性の追求に役立つよう変えてしまうことができるからである。このような患者を人生の有用でない面へと誤って導くのは、飲酒ではなく、自分自身および自分自身の優越性への関心である。治療の目的は、いかなる手段を取ろうとも、共同体感覚を奮い起こすことでなければならない。

モルヒネ依存症の妻

愛と結婚を支配の手段として使うことは、もちろん、結婚のパートナーにとって耐え難いことである。そこで、この男性の妻は、次第に夫に対するあらゆる関心を失った。彼は離婚をし、その後また二度結婚をした。三人目の妻は次のような人だった。彼女は、最初の結婚の時に自殺を図った。夫が彼女のことをかまってくれないという理由で、彼女が最初の夫に対して不貞を働き、そのことが発覚した時に、自殺を図ったのである。彼女の母親は、非常に批判的で、彼女に対して冷たく、母親としての二つの働きにおいて失敗した。そこでよくあるように、娘は優しい父親の方に向った。父親は彼女をひいきして甘やかすことになった。この女性は大変優しい人に見えた。しかし、彼女の性格は苦境の試練に耐えることはできなかった。学校ではいつもクラスで問題を起こしていた。友人は一人しかおらず、社交的ではなかった。

彼女の二人目の夫は、末子で左利きで、不器用な人だった。不器用であるということで彼はいつも兄から嘲笑されていた。しかし、非常に野心的だったので、子ども時代は左利きというハンディキャップのゆえに兄弟たちから殴られていたが、そんな彼らを越えたい、と熱望していた。やがて、彼は金持ちになり、高く評価されるようになった。失敗を恐れ、嘲笑から逃れることが、彼のライフスタイルを形作った。そこで彼は孤独を好み、孤独を求めるようになった。前妻二人は、彼にへつらった。二人目の妻は、彼が財産の大部分をなくした時に現れた。彼にとって財産は、兄弟たちに対する優位を意味していたが、それをなくしたのである。この女性はモルヒネで彼を慰めようとした。彼女が亡くなってからも、彼はモルヒネを飲み続けた。

先に述べた三番目の妻は、彼を薬の習慣から救い出そうと決心して結婚した。しかし、最初の試みは、彼女には夫を救うことができないということを明らかにした。甘やかされた子どもがするように、彼に対する力がないことに憤り、自分でも、彼を罰するためにモルヒネを飲み始めた。彼の行動がこんなひどい結末をもたらしたのを見れば更正するだろう、と考えたのである。しかしそのようなことは何も起こらなかったので、夫も妻も薬を濫用し始めた。そしてすぐに、夫も妻もそれぞれ、相手が別のパートナーを求めていることに気がついた。

このカップルはいくつかモルヒネの治療を試みたが、成功しなかった。そこには複数の動機が働いていることを見れば、このことは驚くべきことではない。一つの動機は、嘲笑、あるいは、評価されないことから逃れようとするという子どもっぽい仕方の優越性の追求である。その悩みからは、モルヒネによって一部軽減されたが、主観的にしか妥当しない口実をも見出すことになった。成功することが少なくなったことをモルヒネのせいにすることができ、モルヒネさえなければあらゆることに対して勝利を収めることができる、と依然として信じることができたわけである。時には、モルヒネの習慣を慰めと口実という二つの仕方で語った。しかし、その際、両者のつながり、あるいは、矛盾を理解していなかった。理解するためには、これらの現象を彼のライフスタイルに関係づけ、高く評価されることを誇張して要求していることを理解しなければならなかっただろう。理解していれば、尊重されるために、よりよい手段を取っていたかもしれない。彼の浮気傾向、そして、友人を避けることは、彼が共同体感覚を欠いていることを示している。変わらなければならないのはパーソナリティの全体であり、ライフスタイルを認識することによってでなければならなかったのである。たしかに、より軽いケースでは、様々な症状を持った患者が、患者自身、あるいは、医師が症状とライフスタイルのつながりを把握する前に症状が消える場合もある。しかし、このようなことが起こるのは、患者の状況が好転したか、医師が勇気づけることによって、あるいは、偶然に、患者の他の人への関心を改めて起こしたからなのである。

妻の方もまったく治らなかった。二人目の夫を失うのではないかと感じ、夫を治そうとする試みを断念した。そして、他の人の批判に無関心で、それどころか、母親の不興を買ってまでも、もっとも危険なところまでモルヒネの量を増やした。これは彼女がかまってもらってないと感じた最初の結婚の時の行為の繰り返しだった。このような薬物の習慣は一種の自殺である。末子であり、父親のお気に入りだったので、征服したいという欲求と、自分が十分ではないという感覚は強いものだった。そこで彼女は神経症の定式にしたがって生きた。即ち、「すべてか、無か」というものである。これらのケースにおいては、「すべてのもの」を手に入れるという希望がしぼみ始めると、「何も」残らない。そしてこのことは、自殺や狂気という非常に悪い行動によって表現されなければならないのである。自殺によって生と死を征服するという感覚は、人生の有用でない面での優越性の目標のもっとも高度な表現である。しかし、もちろん、患者は父親と夫によって心配されて見守られるようになるということに注意しなければならない。すべての人が彼女に対してよりやさしくなったのである。そのことが彼女に力と重要性が増したという感覚を与えた。

以上のようなことが飲酒や、薬物の習慣、自殺傾向を治療する多くの試みを妨害する、根底にある困難である。人生においてはあらゆるものに対して方法がある。どんな問題であれそれを解決するためには、正しい方法を見つけなければならない。例えば、高さがたった五フィート（約一・五メートル）しかない戸口を通り抜けるためには、二つの方法がある。一つはまっすぐ歩いて行くことであり、もう一つは背中を曲げることである。最初の方法を試せば、頭を横木のところでぶつけてしまうだけでなく、結局のところ、二つ目の方法に頼らなければならない。私はこれを低い戸口の法則と呼んでいる。私がかがむことを強いるものは何もないが、背の高さと開き口の間の関係を認識していなければ、おそらくそこを通ることはできない。われわれは自分の人生の重要な課題に対して同じような関係に立っている。事実を知るのでなければ、あるいは、事実に応じて、われわれの方法を適応させるのでなければ、現実と衝突するようになる。

子どもは皆現実と直面し、そして、うまくいくこともそうでないこともあるのだが、自分のライフスタイルにおいて現実と直面する方法を見出す。このような現実に対する個人の反応は驚くほど多様なので、古代の詩人や物語作家は、それらを兎、狐、コウノトリ、蛇にたとえた。ライフスタイルは、実際、動物の特徴に似ていて、それぞれがそれ自身の目標に向かって、自分自身の利害となるよう特徴的な方法で動くのである。

子どもとその環境との間の緊張は、まったくないということはないが、決して正確には測ることはできない。家族布置に様々な違いがある可能性があるということに加えて、それぞれの子どもは個人的な感受性と独自の反応の仕方を持っているからである。そこで、かなり典型的な劣等である立場についてさえ、子どもたちが具体的な優越性の目標を立てる仕方は子どもによって様々である。例えば、筋肉が弱かったり、視力が弱かったりして同じように不利な立場に立っている子どもはたくさんいるが、反応の独創性、勇気と共同体感覚の程度に応じて、体操の名手や芸術家や、その他様々なものになることで補償する。さらに、彼〔女〕らが補償しなければならない欠点も、人によって微妙に異なっている。

普通の人生の線から逸れてしまった子どもが普通の方法では再教育することができないのは、まさにこの理由からである。方法は個々のケースにあわせなければならない。普通でない資質を持って成長した子どもは、まったく普通の状況においても抑圧されている、と感じるからである。例えば、胃にトラブルのある子どもは、体重が増えず、発達が十分でないかもしれない。そして、状況に対して適応できるように注意深く訓練されなければ、結果はよくあるものになる。即ち、悲観的で敵対的な態度を取り、おそらくは、喧嘩を好み、短気になる。このような子どもは他の子どもと比べて、嫉妬深くなりがちである。食べることや食べ物に異常な関心を示すかもしれない。ものを集めたり、ためたりする傾向があれば、後になって、お金をもうけることに執着するようになるかもしれない。成功した蓄財家を生みだす家庭が、幼い頃は子どもたちが栄養不良であったということはよくあることである。通常、子どもが胃に誇張された意識を向け不安がる傾向がある時には、そのことに関して手を打たなければならない。神経症のよくある始まりだからである。このような場合、権利を奪われた、と感じ、他者に関心を持たなくなる。いずれも、子どもの将来にとって悪い前兆となる。

胃に問題を抱えた子どもたちは、親や医師にとってよく知られたトラブルの源泉である。しかし、困難であるのは、器質的な欠陥というよりは、むしろ、その欠陥を補償する不完全な方法に責任がある。これは他の身体の障害にも当てはまる。全般的な人生の線との関連をよく理解すればするほど、よい方法を作り上げることができる。われわれは、普遍的で完全な方法を見出した、と主張することはできない。しかし、個人心理学の原理にしたがって正しい方法を続けて探求していけば、必ず多くの誤りを避けることができるだろう。

頭痛と心臓の痛みのある愛人

愛と結婚において原型的な態度がどのような影響をもたらすかについては、次のケースが例となる。この患者（女性）は、第二子として生まれた。母親は、病弱だが非常に美しいこの子どもを甘やかし、他方、大酒飲みの父親は、ひどい扱いをした。三歳の時に母親の寵愛を失った。妹が生まれたのである。そこで反抗的になり、すぐかっとなって反抗した。悪い気質は父親から引き継いだとされていた。心理学者でこのような誤った意見を支持する人もいるが、このように人生が好ましくない方向に進んだ時には、どんな子どももこのように成長していくだろう。実際、攻撃的で、従順でない、あるいは、支配的な子どもたちの態度から、しばしば、年下のきょうだいによって居場所を失うことのような、家庭環境のある目立った特徴を正しく推測することができる。

この少女は女優となり、恋愛を何度も繰り返した。そして、ついに、かなり年配の人の愛人になった。このように明らかに利点を使うことは、安全でないことと臆病であるという深い感情を示している。しかし、この関係は彼女にトラブルをもたらした。母親が彼女を非難し、男は彼女を愛してはいたが、離婚することができなかったのである。この間に彼女の妹が婚約した。

この競争を目の当たりにして、彼女は頭痛と心臓の痛みを覚えるようになった。そして、男に対して非常に怒りっぽくなった。これは神経症的な短気であり、そのために彼女は私のところにきた。あるタイプの頭痛は怒りの激しい緊張によって、規則的に起こることが知られている。怒りの感情は、患者が無症状の間に、いわば鬱積していく。感情の緊張は、実際、三叉神経痛、偏頭痛、癲癇発作を引き起こす。このような循環障害は、よく知られている呼吸困難、激しい怒りによって引き起こされる窒息感に見ることができる。

気質的には何の問題もない三叉神経痛のケースにおいて、私は既に（一九一〇年）心理的な要因の重要性を強調した。これらは、もちろん、感情によって引き起こされる血管の障害によって起こるのだが、頻繁に繰り返される血行障害は、ついには、神経組織に器質的な障害を引き起こす。

怒りの傾向は、過度の野心と関係している。いずれも、征服されているという感覚から逃れたいという競争的な優越性の追求に端を発している。怒りと野心は、非社交的な人に起こる。そのような人が、辛抱強い努力では自分の目標を達成することはできないのではないか、と感じ、怒りを爆発させて、人生の有用でない面へと逃避しようとすることはよくある。子どもたちは、相手を怖がらせて征服するために、あるいは、少なくとも、自分が優れていると感じるために、このような感情の爆発を使う。そして、これとよく似た仕方で、頭痛を使うのである。頭痛が神経症的な起源を持つということについては、私が初めて一九一〇年に話した時には、知られていなかった。しかし、古代にはよく知られていたに違いない。ホラティウス(1)は、「マエケナスへの頌歌」の中で、自分自身を変えたくはないが、他の人だけを変えたいという野心のある人について書いた。そして、そのような人の頭痛と不眠に言及しているのである。

ケースに戻ると、少女の状態は、結婚を急がせるために用いた神経症的な方法の結果だった。そしてこの努力はまったく効果がないというわけではなかった。結婚していた男性は、彼女が絶えず頭痛を訴えるので非常に悩んだ。そこで離婚しようと努めたが、そこまでの勇気がなく、のらりくらりとした態度だった。そこで彼女は彼を見限り、別の男性と結婚しようとした。しかし、彼女はすぐに彼があまりに教養がないことに気がつき、また元の恋人のところへと戻っていった。そこで彼（既婚の男性）は、そこで私の患者について診察を受けにきて、離婚の話を進め、彼女と結婚する、といった。「直接の」病気を治療することは、簡単だった。事実、私がいなくても治っていただろう。少女は、非常に断固とした態度でいたので、頭痛を使って目標を達成することができたからである。彼女の目標は、男性に離婚を急ぐように強いることだった。それは、妹には負けたくないという子ども時代の目標だった。そして、離婚の手続きが始まると、頭痛は消えた。

私は、彼女に頭痛と妹に対する競争的な態度の間の関係を説明した。彼女は、通常の手段では、優越性の目標を達成することはできない、と感じていた。自分のことにしか関心がなく、成功しないのではないか、と恐れて不安になっている子どもの一人だったからである。彼女は、自分自身が好きなだけで、結婚しようとしている男性のことは好きではない、と認めた。

　彼女の心臓の動悸は、それまでに二度妊娠しており、二度とも子どもを堕ろしているという事実に由来するものだった。その時、彼女は医師に、心臓が弱いので子どもを産むことはできない、と説明したのである。たしかに彼女の心臓は、緊張した状況と、抑圧された怒りによって、刺激されていた。しかし、彼女はこの症状をますます使うようになり、子どもを決して産まないという彼女の決意を正当化するために、それを誇張した。自分のことしか考えない女性は、通常、子どもを産みたくないということで、他の人や社会に対する関心を持っていないことを示す。しかし、もちろん、時には、そのような女性でも、野心のために、あるいは、劣っていると思われることを恐れて子どもを産みたいということはある。

　この患者の夢は記録する価値がある。夢の中で、彼女はきちんと服を着ていたが、裸の赤ん坊を抱いていた。顔色が茶色で、愉快そうな顔をした赤ん坊にいった。「私はあなたの世話はできないわ。だからあなたをあきらめなくてはならないの」。赤ん坊は答えた。「ええ、そのとおりだね」。それから彼女は夢の中で泣き始めた。男性が彼女の横を通り過ぎた。しかし、彼女は見られることを恐れて、顔を背けた。しかし、この男性は顔を見たいと思い、彼女の顔を見た。

　赤ん坊が裸であることで彼女が意味していたのは、あまりに貧しいので、子どもを産めないということである。彼女の妹は、金持ちと結婚することになっていた。他方、彼女は自分の服を持つだけのお金しか持っておらず、子どもにはお金をまわすことができなかった。赤ん坊の顔が茶色であるのは、健康な子どもを産むことができるが、夢の中の赤ん坊は、彼女に同意することで、誰もが彼女が子どもを産むことはできないことがわかる、と彼女にあらためて確認させたという意味である。彼女は、この時点で、申し分なく身体の調子はいい、しかし、夜と朝には動悸がする、といった。このことは、心臓が弱いので子どもを産むことを免じられるだろうという考えに固執していることを示している。彼女は、非常に自己中心的で、人生の舞台の中心に立ちたい、と熱心に願っているので、子どもを産むことがうれしいとは思えず、その上、子どもを潜在的なライバルである、と感じていた。彼女の子ども時代の悲劇は、赤ん坊の妹との競争関係の悲劇だったからである。夢の中で彼女の横を通り過ぎた男性は、私自身だったに違いない。そして、彼女が顔を背けたのは、私に全面的に心を開きたくないということのサインである。彼女は、私が彼女を責めるのではないか、と恐れていた。そして、私が彼女の共同体感覚を発達させたいと願っているのを知っていたので、私は彼女に子どもを産むことを願うだろう、と考えたのである。

子どもを産むべきか、産むべきでないかの決断は、全面的に女性に委ねられるべきである。これは少なくとも私の個人的な信念である。共同体感覚がなかったり、子どもを愛していない女性に子どもを産むことを強いることは意味がないと思う。そのような女性が、子どもを上手に育てるとはとても考えられないからである。このような場合には、私は、女性を社会的に適応させることの方をむしろ選ぶ。そのことができた後は、他の誰からも助言や圧力を受けることなく、子どもを産みたいと思うようになるだろう、と私は確信している。

愛を排斥する人はリビドーを抑圧している、というのが、フロイト派心理学者のほとんど変らぬ結論である。少なくともかつてはそうだった。しかし、われわれが愛を排斥することを個人の優越性の目標と関連づけることは、診断と治療の両方において、大変な進歩である。パートナーを見つけるという普通の可能性を排除することが、非常にしつこく頑固であれば、その人が他の関係においても神経症的であり、結婚ばかりか社会的な行動全般を排斥しているのであるから、そこで見られるのは、愛の課題を前にしてためらったり避けようとする態度、あるいは、愛の関係における不自然な傾向である。これらは、いずれも、ライフスタイルの必要と、状況の可能性との間の関係を間違って理解することから生じる。よりよく理解すれば、よりよく行動できるようになる。個人の目標は達成できないのでもなく、また、ただ一つの方法でしか達成できないのでもなく、目標達成のための様々な方法はすべて、それ自身が必要とする一連の義務を持っているのである。神経症者は、彼〔女〕の野心の頂点に達するためにもっとも困難で、孤独で、実行不可能な道を選ぶという代償を払っている。ある意味では、ライフスタイルは、個人の人生を支配することを決してやめないといえるかもしれない。しかし、その法則を成就するよりよい方法があるのである。

われわれは愛の課題を、対人関係的行動のもっとも個人的かつ身体に現れたものと見なければならない。個人心理学のこうした見方は、誤りを絶えず矯正するものとしての働きをそなえている。それは絶対的真理を恵みとして与えてくれるわけではない。また、結婚の未来を、落ちて行く石の道筋を計算できるのと同じように正確に予見することもできない。しかし、石は真理の世界にあり、他方、われわれは人間的な誤りの領域に住んでいるのである。われわれの方法は、大きな誤りを小さな誤りに置き換えることを可能にする。そして、このことがわれわれが次のように信じることを可能にする。即ち、おそらく誤りを犯すことがないというわけではないにせよ、社会的な方向において彼〔女〕らの方法よりもより優れた方法で、彼〔女〕ら自身の課題にアプローチするのを援助することができる、と信じているのである。精神の世界では、個人を方向づける原理としては、自分自身の信念以上のものはない。われわれが真に物事を信じた時、その結果は非常に大きなものになる。大きな誤りは、神経症へと導くが、小さな誤りであれば、正常な人として生きていくことができるのである。

人が自分自身を身体全体で表現するのは当然のことである。したがって、人の動き――どのように歩くか、すわるか、ほほえむか、そわそわするかを観察する方が、その人がいっていることを聞くよりも有益である。さらにいえば、このことを症状の評価に適用することもできる。例えば、吐くことは、通常、同意したくないということのサインである。他者への攻撃か、あるいは、近づくことを拒否するということである。気絶することも、自分がまったく無力であると感じている状況を効果的に拒絶することかもしれない。

吃音が何か微妙でわけのわからない器質的な欠陥によって引き起こされると私が考えているとしたら、どうして吃音のある人を治療することができるだろう。吃音のある人が、他の人と交わりたくないが、通常、一人の時は上手に話せるという証拠を私はたくさん持っている。見事に読んだり、朗詠することさえできるかもしれない。それゆえ、吃音は他者に対する態度の表現としか解釈することはできない。

しかし、吃音が左利きの子どもを右手が使えるように訓練することによって引き起こされる、とアメリカではよくいわれていることにはわけがある。ただし、吃音になるのはこの矯正のために用いられる方法が誤っているからであり、無情な批判が向けられると、子どもは反社会的な見方をするようになる。画一的で競争的な教育法を使っているのであれば、左利きの子どもが他の子どもよりも社会への適応が困難だと感じることや、子どもが教師を悩ませたりいらだたせる妨害をして復讐することはしかたないともいえる。子どもたちに右手を使うように教えなければならない身体的な理由はない。右手優位の文化に生きている以上、左利きであることが、後になって劣等性に感じられることもある。多くの技術、営業の仕事において、さらには対人関係においてすら、左利きは不利な障害になるかもしれない。しかし、このような人を右手が使えるように訓練する場合は、正しい方法で行わなければならない。なぜなら、左利きの人は、非常に大規模な少数派であり、彼〔女〕らの権利は守られなければならないからである。子どもの場合、左利きであることはもっと大変である。というのも、左利きという特性は認められず、不器用であるということで非難されがちだからである。このような子どもは、右手が不完全にしか使えないことを、家庭と学校での他のすべての困難と結びつける。そして、うつ状態になるが、そのことであまりに関心が自分自身に集中するようになる。こうして左利きの子どもたちは、しばしば世界は危険な場所であると感じるようになり、左利きでない人よりも、神経症になりやすくなる。

全人口の三十五パーセントの人が左利きなのだが、大部分の人がこの事実に気づいていない、と私は考えている。左利きであることを発見する方法がいくつかある。もっとも知られていて簡単な方法は、手を組むように頼むことである。左利きの人は、本能的に、左の親指が右の親指の上にくるようにする。左利きの人の眉毛はしばしば高い位置についていて、身体の対称は左側が発達している。揺り籠の中においてすら、赤ん坊が身体の右側よりも左側を使う傾向があるのを見ることができる。このような子どもたちにとって、右利きになるように適応させられることは、かなり過酷なテストである。通常、字が下手であれば、勇気がくじかれている左利きの人の筆跡であることがわかる。他方、筆跡が上手であれば、それもまた左利きの人のものであり、左利きという困難に取り組み矯正に成功した人の筆跡であることがわかる。右手を使えるようになった左利きの人は、芸術や職人の仕事に向いている。画家の中にはどちらの手でも同じように絵を描ける人がかなりいる。

左利きの子どもたちが読むようになるのが困難であるのは、右から左へと反対に読むからであるということは、あまり知られていない。この誤りは適切に説明すれば、矯正できるものである。

感覚器官が不完全であれば、子どもたちは他の人の人生と分かつ手段が制限されることになる。必ず違った行動をすることになるが、それについてわれわれが賢明に勇気づけながら接するのでなければ重荷に感じられる。視力が完全でない子どもたちは注意深く歩く。運動における危険を意識しているからである。見ることが困難なので、いっそう、見ることに関心がある。そしてうまく補償することができれば、視覚タイプになる。聴覚の不完全さ、運動のハンディキャップにも、それぞれ対応した補償の仕方がある。

例えば、グスターフ・フライタークは[1]ひどい近視だったが、眼鏡をかけていなかった。あまり見ることができなかったので、彼の注意はまわりの様子がどのようであるかに集中した。そのようにして空想力が高まり、作家としての偉大な資質を得ることになった。ゲーテ、シラー、ミルトン、その他の多くの優れた詩人は近視で苦しんだ。多くの偉大な画家も同じである。視力が完全に正常な人は見えるという現象に注意を集中せず、そのことをあたりまえと思う。しかし逆に視力が劣っているということが、必ずしも優れた才能によって補償される、あるいは、社会的に有用な仕方で補償されると考えてはならない。勇気と好ましい状況がある時にだけ、優れた仕方で補償はなされるのである。そのような時、劣っているのと同じ感覚器官に関して、あるいは、それとは別の、例えば聴覚のような感覚に関して特別な発達をすることがあると考えていいのである。状況が好ましいものではなく、勇気も欠いていれば、例えば、子どもが何も見ようとはしないというふうに、補償は否定的なものになるだろう。

視力が正常である人も視力に関係する関心を発達させることがある。しかし、このようなことは、人生のある時期に、見るという必要性に直面した時だけである。障害を意識するのでなければ、いかなる進歩もない。成功を目指しての勇敢な闘いがある時には、一見活動を抑止するものに見えるものが刺激となって働くのである。ベートーヴェン、スメタナ[2]、ドヴォルザークや他の音楽家の聴覚の困難については既に話したとおりである。

われわれの文明は右利きであるばかりでなく、男性的である。そこで優越性の追求は、過剰に男性的な態度を生み出す傾向がある。何人かの偉大な哲学者、例えば、カントは「男性は誰も女性になりたくはない」といっている。私はこのことにまったく賛成というわけではない。男性が女性になりたいと思ったケースを知っているからである。例えば、がにまたで形の悪い足を隠せるので、スカートをはける女性になりたい、といった男性を知っているし、女性になってちやほやされたいと願う、甘やかされた男の子もいる。

男性と対等になりたいと願う女性に反対はしない。しかし、私は男の子と女の子を育てるにあたっては、早くからそれぞれの社会的な役割を受け入れることができるよう育てるのがいいと考えてきた。少女が、自分は少年に変われると信じているとすれば、それは、女性の役割を対等という観点から見ていないからである。その少女は、女性はずっと劣等なままだと感じており、そのことに反抗しているのである。フロイト派はこの事実をいわゆる「去勢コンプレックス」として解釈してきた。少女はしばしば男性性器が外科的に取り除かれたという空想をするからというのである。しかしこれは結果を原因と取り違えている。ほとんどすべての少女が時に少年になりたいと思う。女性になりたいといっている時ですらそうである。なぜなら、男性の地位の方がより安全に見えるからである。男性と女性の両方の利点と不利な点を比較考量したことを示している。ヘルダー[3]の花嫁の歌集に収めてある歌が、すべて悲しい歌であるという事実に驚かないわけにはいかない。少女が結婚しても賞賛されたり、評価されないのではないかという恐れを歌っている。少女と女性の分かれ目において処女性を失うことを、あたかも可能性、あるいは、威厳を失うことであるかのように恐れる。このような感情が、女性に見られる様々な現象を説明する。例えば、疑いの態度、愛と結婚から逃れたいと願うこと、膣痙、妊娠を恐れること、性倒錯などである。

少女はしばしば少年の服を着たり、少年のように遊んだり、少年の名前で呼ばれたいと思う。ある時、五歳の少女と歩いていた。彼女は私をウィンドウに少年の服がおいてある店に連れていった。そして、私に少年の服を買ってくれるよう頼んだ。私は策をめぐらせてこういった。あなたがほしいのであれば買ってあげよう、でも女の子の服を着たい男の子はいないよ、と。彼女がしばらく黙っていて、少年の上着を指していった。「ねえ、せめてあのコートを買って」

このような子どもは二歳か三歳の時、性別は変えることができないということに確信を持てなかったのだろう、と推測できる。そして、このように確信を持てなかったことがライフスタイルの形成に影響を与えたのである。少女が環境や教育によって少年を真似るように刺激されたら、人間として自分の課題に直面しなければならない時の困難を増すことになるだろう。少女は、あたかも低い役割しか担えないかのように教育されてはならず、特別の社会責任と可能性を目指し、そのことを感じるように教育するべきである。このような準備をしなければ、後になって、とりわけ、初めて少しばかり自由で自立する思春期にこの準備は必要になってくるだろう。思春期には、少女はしばしば男性のやり方やふるまいを真似ようとする。特に飲酒や性的な放縦のような悪いやり方を真似る。現在は、そうした犯行は手のつけられないほど広まっており、あらゆる年齢の女性に広く見ることができる。たばこを吸ったり、短いスカートをはいたり、髪の毛を短くし、男性のやり方に近づくために可能なことなら何でもするのである。

自分が予言者であると思った少年

十五歳の少年が病院から私のところにまわされてきた。説明のつかない手の動き、顔の表情のゆがみ、言葉の異常があるので多くの精神科医が診てきた。はっきりとした理由もないのにしばしば叫び声を上げた。症状は統合失調症に似ていた。しかし、とうとう彼は私に秘密を話してくれた。「くだらないということはわかっています。でも僕は自分が予言者だと思っているのです。誰にも知られてはいけないけれど」。数日後、私は彼を治療することができた。彼は他者と交わりたくなかった。奇妙な行動によって自分を孤立させていたのである。彼には妹がいた。妹は、兄にとって常に難しい立場である。学校の成績はよかったのだが——実際、学校で一番だった——人生において独自な役割を演じようという決心をしたので、あらゆるものを嫌悪するようになった。彼は非現実の世界に逃避した。その世界においてだけ十分な程度の優越性を感じることができたが、非現実の世界に逃避したのは、臆病さによるものだったのである。とうとう他者とは違う言語を話さなければならないことになった。彼の学校での友人をすべてまとめて一つの悪しき敵国と見なさなければならないことになった。彼をからかい、叩いたからである。他方、家では妹の方が進んでおり、ここでもまた自分の優越性を失う、とますます感じ、そのことは彼をすっかり当惑させた。彼は抑圧されていると両親に話す勇気はなく、学校では空想へと逃避した。それゆえ、この夢の世界の中で、自分を予言者にしたのである。彼が使い始めた奇妙な顔のゆがみやしかめつらは、もともと両親の注目を自分に引きつけるために始めた身振り、手振りがモデルになっている。

彼は私には穏やかでいることができた。「私にだけ」彼の偉大さの秘密を打ち明けることができた、と感じたからである。この相互信頼に基づいて、他者との関係について議論することができた。そして、私の説明と勇気づけに助けられて自分を人生に適応させるという自然の欲求を回復した。私はこれとよく似たケースを扱ったことがある。甘やかされた子どもが友人にひどくいじめられたケースである。

神経症が予言者の役割に関わる別のケースは、四十歳の商人のケースである。彼は人前で話せなくなったということで私に助けを求めにきた。対人関係の中で気後れのような緊張に圧倒された。震え、顔を赤らめ、息が詰まる感じを覚えた。彼は二十歳年上の寡婦と結婚していた。彼女は彼のことを、母親が以前していたように非常に甘やかした。妻や非常にわずかな親しい友人、客人とはまったく困難なく会話をすることができた。しかしもっと広い対人関係の中ではうまくいかなかった。

私がこの奇妙な状況に対する手がかりを見出すことができたのは、彼が予知夢を見たという話をした時だった。その時、私はすぐに彼の優越性の目標は、神と特権的な独自な関係を結ぶ予言者になることではないか、と思った。私は注意深くこの考えを彼にほのめかした。話の最初に「ひょっとして」といった。すると彼はすぐに答えた。「私の友人は皆私が千里眼であることを知っています。私の妻も知っています」。もちろん、これが彼の困難の原因だった。もしも彼が人の中で自由に話をしたら、自分の知識が誤っていることを明らかにする危険があるわけである。そのことが明らかになれば、千里眼であるという名声に傷がつくと考えた。このような敗北の可能性に直面するという緊張の中で彼は息が詰まった。そうすることで彼の千里眼は、この神秘的な無口によって守られたのである。

予言する、言葉の出ない商人

患者との最初の面接では、そのケースが本当に神経症のケースなのかを確かめなければならない。患者の問題を聞いた後で私自身がしたことは次のいずれかだった。器質的な混乱がないとわかれば、一時的にケースのこの面を考察から排除し、状況とライフスタイルを調査することに進む。他方、明らかに器質的な混乱があれば、不平と苦痛が実際に病気そのものがもたらすものよりも大きいかどうか考察する。例えば、器質的な病気と精神的な病気の結びつきがあるかどうか考察する。私は、しばしば、病気が保証する以上の苦しみを見てきた。また、苦痛を与える病気に伴う説明のつかない興奮も見た。興奮するので熱が高くなる。器質的な病気においても欲求は全般的な態度に応じて変わる。重病は、患者が悲観的になるか、あるいは、精神的に無気力になれば、長引くかもしれないし、致命的な影響を受けることさえある。

これらのケースにおいては、もっとも緊急に必要とされるのは、患者が解決できないと感じている課題に直面しているか見極めるということである。もちろん、このことが直接わかるということはめったにない。可能であれば、患者とともにもっとも初期の子ども時代から人生の道筋を、特にもっとも苦痛のある弱さと無能感を明らかにする、あるいは、逆にそれを隠す出来事や段階に注意を払って議論する。そして同時に器官劣等性の徴候に注意を払う。ためらったり、立ち止まったり、あるいは逃避する性質をたしかに見て取ることができれば、今の状況についても手がかりを得ることができる。病気が器質的なものであるのと同時に精神的なものであることがわかれば、治療は両面で同時になされなければならない。障害が主として、あるいは、まったく精神的なものであれば、私は患者に最初の会話から見出したことを話す。しかし、勇気をくじくことがないように、まだ患者が理解できないことは何もいわないように十分注意をして話す。

私の発見を確かめるために、様々な種類の情報を引き出して次々に徴候をチェックする。例えば、私は、「もしも私があなたをすぐに治したら何をしますか」とたずねる。この問いによってこれまで議論されなかったある現在の問題が何かを明らかにすることが期待できる。私は人生における主たる関心についてのヒントを得るために早期回想をたずねる。普通は期待できる種類のどんな活動が排除されているかに注目して何が起こっているかを理解しようとする。同時に、注意して、もしも私が同じ状況にいて、同じライフスタイルに従えば、私は私の目の前にいる人と同じようにしたかを自問する。状況を把握できたと思えたら、患者の考え、感情、行動、性格がすべて同じ方向に働いているか、現在の問題の排除、あるいは、少なくとも延期に向けて働いているかたずねる。個人心理学の集積した経験から、ライフスタイルにおいてこの統一性があることがわかる。そして個人心理学の文献と実用的な伝統は診断において非常に価値がある。共同体感覚の欠如、勇気と自信がないこと、コモンセンスの拒絶のような典型的な神経症の要素を同定する助けとなるからである。このようにして容易にライフスタイルを理解することができる。そして他者による印象を常にチェックして確かめれば、単なる一般化という間違いには陥らないだろう。

神経症の患者は「もしも……ならば」と強調して話す。「私は結婚するだろう、もしも……ならば」「私は仕事に戻るだろう、もしも……ならば」あるいは「試験勉強をするだろう、もしも……ならば」等々というふうにである。神経症者は常に人生の課題から逃れることを正当化するもっともらしい理由を集める。しかし、自分がしていることを理解していない。患者は非常に注意深く導かなければならない。単純で直接的な説明をすることで患者を教育することが心理学者の義務である。

カウンセラーは、自分自身について考え、自分が高く評価されようという思いをすべて捨て、決して何も患者に要求してはならない。カウンセラーは、母親の役割を遅れ馳せながら引き受けるのである。そのように考えれば、患者のニーズに対してそれに応じた献身をしなければならない。フロイト派がいう転移は（性的な意味合いを離れて論じることができる限りにおいて）共同体感覚にすぎない。患者の共同体感覚は、常にある程度は存在するものであるが、カウンセラーとの関係の中でできうる限り最善の表現を見ることができる。いわゆる「抵抗」は人生の有用な面へと戻る勇気を欠いているということにすぎない。このことは治療抵抗を引き起こす。カウンセラーとの関係によって有用な活動へと向かわされることを患者は恐れるが、それは有用な活動においては敗北を喫するだろうからである。それゆえ、決して患者に強いてはならず、有用性にもっとも容易に近づけるようにやさしく導かなければならない。力を用いれば、必ず逃げてしまう。私がしているのも、決して結婚や自由恋愛を勧めるということではない。結婚するべきである、とか、性的な経験をするべきだ、といわれた人は、かなりの確率でインポテンツになる。治療の最初のルールは、患者の信頼を得ることである。第二のルールは、カウンセラーが、決して、自分自身の成功について気をもまないということである。そのようなことをすれば、成功を失うことになる。

あらゆる強制を排除すること、できうる限りもっとも自由な関係――これが患者と精神科医の間の欠くことのできない条件である。なぜなら治療は、これまで固く守られてきた患者の目標の理解が一致していることにかかっているからである。私は既にアルコール依存症、モルヒネ依存症、その他類似の習慣に関連して個人のライフスタイルの根底にある真理を理解しなければならないということについて言及した。ただ毒を取り去り、勇気づける言葉をかけるだけでは役に立たない。患者は「なぜ」飲酒を始めたのかを理解しなければならない。また、個人心理学の一般的な原理、酩酊する人は勇気と共同体感覚を失ったのだとか、あるいは、さし迫った敗北の恐れに圧倒されたのであるということを理解するだけでも十分ではない。医師が、それどころか、患者が、酒を飲み始めたのは、子ども時代に始まる劣等感によるものだ、といい、そのように信じることは、容易なことである。しかし、ただ言葉を持ち出すだけでは何も起こらないだろう。医師は、患者が明確に理解されていることがわかり、自分自身の誤りを理解できるよう、患者の人生の特別の構造と発達を把握し、明解に説明しなければならない。患者や治療者が私のところにきて、「私はすべてを説明しました」とか「すっかり理解しました。でもうまくいきません」というが、それは私はおかしいと思う。このような失敗のケースを見ると、いつも医師も患者も事柄を理解していないし、何も説明していないことがわかる。時には患者が劣等感を持ち、医師に抑圧されている、と感じ、本当の説明に抵抗するということがある。時には、立場が逆転しており、患者が医師を治療していることもある！　よく、経験のない治療者が「あなたは共同体感覚がない」とか「あなたは他の人に関心がない」「あなたは劣等感がある」などのいい方をして患者に個人心理学の理論を教えることがある。これは有害以外の何ものでもない。本当の説明は明解であり、患者がその説明によって直ちに自分自身の経験を感じるのでなければならない。

飲酒による逃避

三十二歳のアルコール依存症の男性のケースを扱ったことがある。この人は高等教育を受けており、非常に知的で、健康だった。四週間の間隔で定期的にお酒を飲む。いろいろな治療を受けてきており、中には様々な腺の抽出物の注射もあった。何ヶ月も監禁状態の中で過ごしたが、何も彼の習慣を変えなかった。

非常に内気で、震え、絶え間なく煙草を吸った。この行動は私が一見した時の印象を確かなものにした。彼が私を優越者、敵と感じているということである。そこで煙草を離そうとしなかった。私と比較して自分が価値がないと感じないためである。私の質問に対して、友人がいない、人の中に入っていけない、仕事に就いていない、恋をしたことがない、と答えた。一人でいる方がよく、どんな社会的な集まりであれ、そこに参加するようにといわれると非常に興奮した。親がかりで浪費した生活をしていた。そうと決めたら役に立たないものにお金を払った。性的な問題に対する彼の答えを推測することができる。マスターベーションである。これは孤立を確固たるものにし、愛と結婚を避けるために適した性生活のスタイルである。

このような生き方は、通常、準備ができていないので人生の第一線に入れないことを余儀なくされていると感じている、甘やかされた子どもの原型的な態度に始まる。誰にも支えられることなく、交友、仕事、愛の課題に直面するようになった時、緊張した状況の中で緊張する態度を取ることを彼は絶え間なく周期的に経験した。それでコントロールできないほどお酒を飲むことは、人生の有用でない面での彼の課題の恰好な解決だった。

日々の通常の緊張はそれほど厳しいものではなかったので、酒を飲まないわけにはいかないというほどのことはなかった。そしてしらふの期間をこの飲酒の習慣をすっかり断念するというよい意図を示すために使うことができた。彼は、闘うタイプの子どもがするように彼の環境に絶望するような努力はせず、このような後悔と懺悔の期間を使って誤りを続けることができた。このようにして他の人に「これが本当に最後だ」と思わせる機会と希望を与えた。飲酒は、彼が人の中に出ていくことを期待された時に始まった。実際に他の人と一緒だったり、パーティの席上で始まったこともあった。義務が要求された時、あるいは、彼のことを将来の夫と見なすような少女に出会った時に飲酒は始まった。そしてお金がなくなり、しかも両親がすみやかに送金しなかった時、すぐに酒を飲み始めた。部分的には自分が放縦をどんなふうに使っているか意識していた。しかし、それを逃避のために使っているという全般的な傾向は理解していなかったし、いつも自分の信用を落とすようなことをしており、自分を我慢のならないものにしていることにも気づいていなかった。

彼の目的が、あらゆる義務を免れ、自分だけが支えられるということであるのは明らかだった。自己中心的で、社会適応がまったくできていなかったが、それにもかかわらず、敗北を排除することによって優越性の目標を得ていた。対人関係で敗北することはなかった。人の中に入っていかなかったからである。仕事でも敗北しなかった。仕事に就いていなかったからである。愛においても敗北はなかった。愛を避けていたからである。主観的には、彼は人生に勝利を収めており、自分自身の条件で完全に人生を生きていた。しかし、もちろん、客観的には、彼が得た条件は可能な限り最悪のものだった。

彼は甘やかされた子どもであることがわかった。どんな状況に直面する時も親が手助けをすることを欲した。三人姉妹の中のただ一人の男の子だった。注意深く教育され、学校でも成功した。親が彼を甘やかすよう説得したからである。大きくなって保護された人生を終えると、人生は彼には我慢のならないものに見えた。そこで逃避をした。この患者の父親も酒を飲んでいた。小さい頃からこの習慣が母親を悩まし、父親のことで頭を一杯にしているのを知っていた。ある日、試験の前の日、初めて酒を飲んだ。母親はこのことが遺伝によるものではないか、と非常に心配した。そして彼を治せると期待していっそう彼の世話をした。この母親の注目を得るという成功を失わないために、患者は酒を飲み続けたのである。

この人の早期回想は、両親が出かけ、祖母の世話に委ねられた時のことだった。この間、気分がよくなかった。ある日、祖母が彼を叱った時、持ち物を鞄に詰め込んで逃げ出した。祖母は彼を追いかけなければならなかった。この時、彼は四歳だった。この回想は彼の人生への原型的な態度を示している。甘やかされてないと感じた時はいつでも酩酊に逃げ込んだ。甘やかされたライフスタイルで育った神経症者は皆、何か社会的に価値のあることをした「後」ではなく、「前」に賞賛されることを期待する。こうして自分の都合のいいように事の自然の進行が逆転することを期待するのである。

この患者はより広い世界の環境でくつろぎ、訓練し、本当に必要な要求を認めることができるまで勇気づけられなければならなかった。既に述べたように、このためには心理学者が二つの母親の役目を引き受けることが必要である。一つは、仲間として患者の信頼を得ること、次に、この新しい信頼を他の人と現実の人生の利益と不利益へと向けるということである。彼の母親は第二の役目に失敗した。そこでその役目は私にまわってきたのである。

治療の最初、これまでよりも酩酊へと絶望的に逃避して自分自身や他の人を傷つけるかもしれないという可能性があった。彼を監視する必要があった。これを行う最善のルールというものはないが、何をするにしても患者の同意がなければならない。さもなければ患者は両親と闘ったのと同じ仕方で、即ち、自分自身の弱さ、飲酒を使って闘うことになるだろう。彼の意思に反して監視下に置かなければならないとすれば、例えば、病院に収容するのであれば、他の人に彼をそこに収容させよ。医師は決して妨害してはならない。そうすれば、患者の反抗に妨害されることはないだろう。

自然との関係において、人は劣った位置にいるため、戦略と策略の側で発達することを余儀なくされる。われわれの過剰に知的な文明においては特に、事実上すべての人は自分自身の策略を用いるのに驚くほど熟達している。行動の本当に重要な違いは個人の賢さではなく、有用か、有用でないかの違いである。有用ということで私が意味しているのは全体としての人類の利益である。どんな活動についてであれ、その価値のもっとも実際的な評価は、全人類、現在だけでなく将来の人類に有用かということである。この基準は差し迫って生命の保存に役立つものに適用されるだけでなく、宗教、科学、芸術のようなより高度な活動にも適用される。この見地からは何が厳密に価値があるかいつも決めるわけにはいかないというのは本当である。しかしわれわれはどのような時に有用な仕方で行動しようという刺激に導かれているかを知っている。そして、社会適応が優れていればいるほど、本当の認識により近くいる。自分を孤立させたり、撤退しようとしている人は、おそらく貴重な可能性を知ったり獲得するだろうが、その時ですら社会は、この新しい可能性が、その人自身や、あるいは、他の人の社会的な方向を持った活動を通じて認識されるまでは、利益を受けることはない。

任意の人生の線が実際、社会的な刺激によるのか、反社会的な刺激によるのかは、現実と結びついているかどうかによって示される。人生後半ともなると、その人生の善し悪しは著しい形で現れてくる。人々はこのことに驚き、それを偶然や遺伝傾向や、あるいは運命によって説明しようとする。しかし、実際には、人生の進行の善し悪しは、個人の目標に内在する社会的、あるいは、反社会的な感情によるのである。そして、幼年時代にまで遡ることができる反社会的な傾向と誤りは、家族全体の行動や国家の思考にも見ることができる。このような誤りを回避することを期待できる唯一の方法は、共同体感覚を増すことを学ぶことである。そのことだけが、価値がなく有害な活動からわれわれを救ってくれるのである。

共同体感覚を増すことの価値はいくら強調してもしすぎるということはない。心が成長するのは、知性が共同体に関係した機能だからである。自分には価値があるという感覚は、勇気と楽観的な見方をもたらし、そこにはわれわれ人類共通の宿命的な利点と欠点を黙って受け入れるような感覚もある。人は人生においてくつろぎ、自分の存在を価値あるものと感じるのは、その人が他者にとって有用であり、私的ではない共同の劣等感を克服している限りにおいてである。倫理的な価値だけでなく、美学における正しい態度、美と醜に対する最善の理解も、常にもっとも真実な共同体感覚にもとづいているだろう。

家族とだけ結びついている時は、子どもが共同体感覚と有用な関心を発達させているかを確かめることは容易ではない。このことが確かにわかるのは、新しい状況に初めて遭遇する時である。これは、通常、弟と妹の誕生、あるいは、保育園や小学校に入る時である。子どもは、いずれかの状況において、人生に適応するかどうかという最初の試験に合格するか失敗する。学校に行くことを拒む子ども、学校にいる時に注意が散漫な子ども、また、級友と交わろうとしない子どもは、準備ができていないことを示している。このようなライフスタイルを発達させることを許されたら、社会の中に場所を占めることはできないだろう。

神経症は、必ず神経症者に慰めを与えるが、もちろん、客観性やコモンセンスに照らしてではなく、自分自身の私的論理に応じてのことである。神経症は、何らかの勝利を保証するか、少なくとも、敗北の恐れを弱める。このようにして、神経症は、臆病な人の武器、弱い人がもっとも用いる武器なのである。大抵の神経症の厚いベールで隠された攻撃的、あるいは、弁明的な要素を見逃してはならない。

医学生の自殺傾向

自殺することを欲した医学生のケースを扱ったことがある。彼は背が低く、それゆえ、背が高くなりたい、と願っていた。母親に非常に甘やかされていた。この母親の夫は医師だったが、母親は専制的なこの夫と一緒にいても幸せではなかった。ある日、料理人が父親に性的虐待をされたと泣き叫びながら部屋に入ってきた。この時以来、母親はうつになり、ずっと泣き続けた。少年はこのことが理解できず、大人になってから私に説明を求めた。もちろん、母親には、なぜ愛してもいない父親が不実であるからといってなぜそんなに落ち込むのかたずねていたのである。しかし母親はこの質問を「あなたには理解できないわ！」と叫んで遮った。父親は前のように残忍で乱暴かどうかという私の問いに、彼は逆に、非常に静かで思慮深くなった、と答えた。

そこで私はたずねた。「お母さんが、この専制君主を手なづける唯一の方法を断念すると思いますか。お母さんはうつになるという代償を払ってはいるが、自分が征服者であると感じているのです。あなたもお母さんと非常によく似たことをしている。あなたは以前はお母さんのお気に入りだった。でも今や、あなたは外国の街で一人なので、母親の注目を得ることができない。お母さんはお父さんを手なづけるのに忙しいから。あなたは大学で単位を落としており、自立する準備ができていない。そこで自殺衝動でお母さんに印象づけようとしている。ちょうどお母さんがうつでお父さんの気を引こうとしているように。あなたは甘やかされた子どもがしばしばそうであるように、弱さを見せることで成功する訓練を受けてきたのです」

神経症的なライフスタイルを考察する時には、いつも神経症の相手役がいるのでは、と考えなければならない。そして、誰が患者の状態によって困るのか、注意しなければならない。病気が社会全体に対する攻撃であるということもあるが、通常、この相手役は家族の一員であり、異性の人であることもある。神経症には、このように、いつも隠された非難がある。即ち、患者は、あたかも自分の権利、即ち、注目の中心に立つという権利を奪われたように感じ、責任を誰かに被せて責めたい、と考えるのである。このような隠された復讐と非難によって他者やルールと闘う一方で、社会活動を排除することによって、問題行動のある子どもや神経症者は、不満に安堵を見出すのである。復讐という動機が極めて明らかなケースがあった。私が扱ったこのケースの神経症の女性は、結婚は非常に不幸だったが、それでも夫と離婚しようとはせず、夫を絶え間なく非難する方を選んだ。しかし、神経症者は、通常、性倒錯者、アルコール依存症者、薬物中毒者と同様、まったく共同体感覚を否定したわけではない。共同体感覚が、犯罪と自殺を彼〔女〕に思いとどまらせているのである。

第六章　感情の神経症的利用

万事うまくいっている時にうつになるということ

私がかつて扱った五十歳の男性のうつの興味深いケースは、悲しみが優越感を高めるのに使われることを非常に明白に示している。この男性はことのほか安楽な状況にいるのでなければ、完全に健康であると感じる、といっていた。うつの発作が彼を襲うのは、例えば、家族と一緒にコンサートや劇場に出かけた時だった。このようなうつの時、いつも二十五歳の時に死んだ親友のことを思い出した。この友人は彼のライバルだった。仕事上だけではなく、今の彼の妻の求婚者でもあったという意味でライバルだった。しかし、彼は競争に負けたライバルだった。死に至る病にかかる頃には、私の患者が恋愛においても、仕事においても、既に優位を占めていたからである。

友人が死ぬ前も後も成功が彼の運命だった。両親のお気に入りで、兄弟姉妹の誰も彼には及ばなかった。世間でも成功を収めていた。しかし、彼の妻は野心のある人で、道徳的なものであれ、他のことであれ、あらゆる家庭の問題を、個人的な勝利、あるいは征服によって解決しようとした。このような二人が絶え間なく激しく闘うのは必至のことだった。妻が時には非常に賢明に優位を占めた。決して喧嘩をしたり、支配することによってではなく、不利な状況で非常に神経質になり、苦しい状態になって征服することによって優位を占めたのである。彼女は決して過度の嫉妬を表明しなかったが、必要な時は、不安発作によって彼を縛ろうとした。このようにして、彼は人生の一つの関係を除いてはすべてにおいて成功していたが、優越性の目標に到達したとは確信できず、彼の過度の野心は補償を要求した。

多くの心理学者が、このようなうつを説明するために「罪悪コンプレックス」を探そうとする。誰かを――おそらくは父親を殺したいというかなり早い時期の欲求を患者の子ども時代に探し出そうとする。しかし、この患者は父親のお気に入りであり、父の死を願う理由は何一つなかった。このように誤って「罪悪コンプレックス」を探すことで、心理学者は患者が密かに友人であるライバルを殺そうと願った、そして、友人に対して勝利を収め、友人の死の欲求が運命によって聞き届けられたにもかかわらず、依然として満足できてない、と考えるようになるかもしれない。もしそうだとすれば、罪悪コンプレックスは、患者が自分自身をより強い光の下で見ようとする努力によって発達するかもしれない。彼の善意と彼の前のライバルへの好意をもっとも高い誠実さと正直さで表明したいと思うだろう。そして、同時に、彼の友人の死の記憶と、そのことが起こる前にはすっかり追い払うことができなかった思いに揺り動かされるだろう。これは同時に複雑な自己非難と後悔の状態ということになるだろう。これがいわゆる罪悪コンプレックスであり、それは常に人生の有用でない面での優越性の追求である。既に述べたように、それは「私は誤りの頂点に到達した」あるいは「私の徳は非常に高貴なので、このわずかな徳の汚点が私を殺そうとしている」という意味なのである。

しかし、このケースにおいては今述べたようなことを示すものは何もなく、その男性も正直という徳を異常なほど評価していたわけでもなかった。彼のうつは自分が妻よりも優れていることを示す試みだったのである。非常に好ましい状況でうつになることは、幸運を享受することを自分に許した場合よりも自分の幸運に注意を向けることになった。誰もが彼がうつになったのを見て驚いた。そして絶え間なく自問した。「お前は幸せなのに、〈なぜ〉ほしいものは何でも手に入れているのにうつになっているのか」と。手に負えない妻は彼の快適な人生における唯一の悲しみだった。そこでこのことを彼の人生におけるもっとも困難な時期における「勝利を思い出す」ことで補償した。彼の友人に打ち克って、彼から女性を奪った時である。しかし忠誠が死んだ友人の記憶を喜ぶことを禁じた。しかし、それにもかかわらず、劇場のボックスでうつでいることで昔の勝利に酔いしれた。彼が憂うつであればあるほど、そしてそれが輝かしい機会に起これば起こるほど、過去の勝利を考え、自分の状態についての意識を高めることができた。さらにつっこんで質問すると私の結論が正しいことを確かめることができた。彼の友人は、彼と友人が同時にかかった梅毒の後の麻痺で亡くなった。しかし、私の患者は治癒した。そして、今、健康な妻と六人の子どもたちに囲まれて、彼の友人への勝利とともに、病気を征服したことも思い出さないわけにはいかなかった。

そこで、これが彼の慰めだった。この結婚においてこの人は優越感を持たなかった。しかし少なくとも妻は、彼の友人が結婚することを願っていた女性だった。そして彼女が彼を代わりに選んだのだった。ひそかな悲しみの中で友人の災難のことを考えることで、勝利感を高めたのである。この種の慰めは、しかし、人生の有用でない面でのものであり、既に見たように、病気へと向かっている。

浮気願望の後のインポテンツ

三十六歳の男性が、様々な治療を試みた後、性的インポテンツについて助言を求めにきた。高い地位に就いていて自分の腕一本でたたき上げた人で、身体は健康だったが、あまり高い教育は受けていなかった。高い教育を受けた女性と性的な関係があった。彼は姉と妹がいる中間子で、五歳の時に両親を亡くしていた。家族が非常に貧しかったこと、しかし、非常にかわいくておとなしい彼は甘やかされ、近所の人が彼にプレゼントを与えたこと、そして乞食のようにふるまって、気前のよさを利用したことを覚えている。彼の早期回想の一つは、クリスマスイブに通りを歩いていて、「他の人のための」クリスマスツリーのウィンドウを覗き込んでいるというものだった。五歳の時に入れられた孤児院では厳しく扱われたが、中間子として習い性となった従順さと努力する性格のために、他の子どもたちに勝ることができた。従順であることは彼に大いに役に立った。彼はその施設の第一使用人になったからである。この仕事に就くと、時には田舎の古い寂れた駅で長い時間待たなければならなかった。このような時には、電線のブンブンいう音だけが夜の静寂さを破るものだったが、友人のいない世界でまったく孤立して一人であると感じた。この経験の強い記憶を持ち続けた。

後になってしばしば彼は耳鳴りがすることを訴えた。しかし、これには耳鼻科医は誰も原因を見つけることはできなかった。しかし、このことは彼のライフスタイルと一貫したものであることがわかった。過去においてしばしばそうであったように、孤独であると感じた時、ブンブンなる電線の記憶が、幻覚の鮮やかさで思い出された。このことを彼に説明し、社会的に少しは和解し、恋人と結婚するよう勇気づけられると、耳鳴りはやんだ。

孤児院で育った子どもたちがそのことを恥であるかのように隠す最大限の努力をするというのはよくある。この男性はこの事実を隠したことを、多くの孤児たちが後の人生で成功していない、と主張することで正当化した。彼は人生の失敗を孤児の容赦のない運命である、と見なした。そのために彼は仕事において努力するが、緊張した態度を取るようになった。同じ理由で、愛と結婚の課題を前にして立ち止まった。そして、神経症的なインポテンツは深いためらいの直接の結果だった。

この男性のライフスタイルは、既に見たように、乞食（懇願する人）になることだった。しかし仕事においては（孤児院においてそうだったように）懇願することが支配への道を開いた。仕事では自分より劣った人の前では懇願する態度を取らなかった。乞食でいたのは、征服者になるまでのことだった。その後は、最初の役割と同じほど熱心に征服者の役割を演じた。ある心理学者のように、そこに「アンビバレントな」性格を持ち込む必要はない。正しく理解すれば、この精神的な過程——下から上へと働き、劣等性を表現するが優越性で補償する——は、アンビバレンス（両面価値）ではなく、動的な統一性なのである。全体として理解するのでなければ、この二つは矛盾して相容れないように見える。仕事において「優越コンプレックス」を持っている。しかし、優越しているという地位を失い最初から始めなければならないとしたら、すぐに劣等性を表現し、劣等性を利用するだろう。愛の課題においては、さしあたり、従順な行動、即ち、愛を乞うが、支配しようとする。彼の恋人は彼が好きで、結婚したいと思った。そこで彼女は彼のためらう態度に対してますます懇願する態度で答えた！　事実、彼は彼女よりも優位に立とうとしていたし、しばしば些細なことにおいては優位に立っていた。

彼はまだためらいの態度を克服していなかった。しかし、ライフスタイルが説明され、勇気づけられた後、彼の状態は改善し、インポテンツは消えた。そこで彼は次の抵抗が出てきた。すべての女性が彼に惹かれている、というのである。この浮気願望は結婚からの逃避だった。この時、彼は私の診察室の寝椅子で横になっているという夢を見た。そして、性的に興奮し遺精した。

私の診察室には寝椅子はない。私の患者は好きなようにすわったり、立ったり、動き回る。この夢の中の寝椅子は、彼が以前数ヶ月治療を受けていた医師の部屋にあったものである。この夢は彼が以前にはしたことがない告白を引き出した。彼は他の医師も私も秘密結社に属していると信じていた。この秘密結社の目的は、彼のような患者にセックスの機会を与えて治療することであるというのである。このために彼は私の患者の中のどの女性患者が彼のために選ばれるか見出そうとした。私の部屋に寝椅子がないことに気づくということは、私に対する非難を意味していた。私は適当な医師ではなかったのである。彼は私に「懇願しに」きた。即ち、困難を解決し、責任を肩代わりし、結婚から逃避する援助をすることを私に期待していたのである。彼に結婚をやめさせることに私が共謀していることは、私が売春の周旋人になるということだった。この空想に、彼の恐れ、インポテンツ、そして浮気傾向がすべて影響を与えていた。しかしこのことに失敗したので、他の人ならマスターベーションか性倒錯に走るところを遺精によって性的な問題を解決しようとしたのである。

彼は結婚した。しかし、彼をなだめる妻に専制的な態度をすることは困難なことだった。

王としての乞食

別の懇願する態度のケースは、非常に貧しい家庭の末子である五十歳の男性のケースである。一見したところ弱かったので、母と近所の人に甘やかされた。早くから非常に臆病な態度を身につけた。いつも母親に寄りかかり、弱者への同情を受けようとした。特に困難に直面した時、大いに落ち込み、助けがくるまで泣いて同情を受けようとした。既に、子どもも大人も泣くことを利用することを見てきた。この男性の早期回想は、落ちて怪我をしたというものである。他にも多くの回想がある中で他ならぬこの回想を選び出したことから、人生には危険があるということを自分に印象づけようとしていることがわかる。彼の人生のテクニックは、乞食の役割に熟達し、弱いことに注目されるようにして、援助と慰めと親切を引き出すというものである。どのような出来事も、涙を誘うものになった。

子どもの時、彼の言葉の発達は遅かったのである。母親は、このようなケースでいつも起こるように、彼が何を欲しているかを見出すためにいっそう注意深く彼に仕えなければならなかった。このようにして、小さな王様のように感じることができた。レッシング[1]がまさにこういっている。「本当の乞食だけが本当の王である」。彼は懇願する技術のマスターになり、他者に自らの窮状を訴えることで劣等性を表現した。「どうしたら貧しい弱い子どもが王になれるか」が彼が見た人生の課題だった。そして、この課題に答えるために、本質的に物乞いをするスタイルを作り上げたのである。

これは一つのライフスタイルであり、徒弟はすぐにこの技術のマスターになる。このような子どもっぽい方法が現在の課題の解決には十分ではないことがわかり、犠牲があまりに大きくなるまでは、それを変えようとしないだろう。さもなければ変化は不可能である。なぜなら彼はこれまでの全人生において、あらゆる成功は懇願する技術のせいであり、あらゆる失敗はその技術に精通していないせいにしてきたからである。このような目標は、遺伝や環境の刺激からは説明できない。子どもが未来についてどのように考えるかが支配的で原因的な要素だからである。この患者の人生と世界についての概念はこのようなものだったので、優越性を得たい時はいつも誤るか、何らかの混乱をもたらさなければならなかった。彼の感情のすべては、このように何も代償を払わずに何かを得るという目標に向けて適切に秩序づけられていたのである。

数日の治療の後、この男性は私がいったことに強い印象を受けた。そして、何年か前に彼が書いたパンフレットを送ってきた。その題名は次のようだった。「乞食協会」

常習的な批判、怒り、妬みは有用でない優越性の追求を示している。それらは、現実においてであれ、空想においてであれ、優れているために他の人を抑圧する方向へと動くことである。建設的な傾向の有用な批判は、いつも共同体感覚と矛盾しない関係にある。しかし、批判の動機が単に他者を低めたり貶めたりすることで、他者と比較して自分を高めるというのであれば、この傾向は神経症的である。神経症者はしばしば、他者を過小評価するために真理を利用する。神経症的な批判を調べる時、観察の中に真理の要素を見落とさないようにすることが大切である。

怒りは、怒っている人が、少なくとも一時的に、自分が劣っていると感じているということの徴候である。神経症者は、自分たちに対して責任がある人を脅かすための武器として使う。時々怒るというのであれば、批判的な関係においては、理解できる態度である。しかし、それがいつもということになれば不安、苛立ち、あるいは、無力や抑圧の徴候である。このような習性のある患者は他の人を攻撃するために弱点を見出すのが巧みであり、闘う前に他の人を不利にするような状況を準備する偉大な戦略家でもある。

妬みは、時には有用な行動への刺激でもあるが、劣等性の普遍的な表現である。神経症においては、しかし、他者の善を妬んでも、実際に真似るところまではいかない。そのような妬みは、旅の終着点の前の列車のように、患者をいらだたせ、うつ状態に陥れる。

有名なミュージックホールでは、「怪力男」が出てきて、重しを慎重にさも大変そうに持ち上げる。観客が心から拍手をしている時、子どもが舞台に入ってきて、その重しを片手でひょいと持ち去っていく。こうしていんちきが暴かれるわけである。われわれをこのような重しで欺き、過度な負担がかかっているように見せかけることに熟達している神経症者はたくさんいる。神経症者は、実際には、肩に世界を担ぐアトラスのようによろめく重荷を担いでいても、ダンスをすることができるのである。しかし、神経症者が重荷を非常に強く感じているのは否定できない。絶え間なく疲れているかもしれない。時には非常に大量に汗をかく。その症状は、結核の可能性を示唆するかもしれない。どんな動きをしても疲れ、しばしば心悸亢進がする。いつもうつ状態なので、他者に熱心に世話されることを要求し、それでいていつも不満に感じているのである。[2]

広場恐怖症　人を避けること

五十三歳の男性の広場恐怖症のケースである。他の人と一緒にいるときちんと呼吸ができないということだった。彼は妹と一緒に住んでいた。彼自身の性格に非常に似ている息子がいた。この男性が並外れて自分自身へ関心を集中させていることの原因を調べたところ、十歳の時に孤児になったことがわかった。家には二人の兄がいた。最初の発作が起きたのは、兄たちと喧嘩した時だった。これは、困難な状況で挫折することで対処する傾向を示している。八人きょうだいの末子で、祖父に教育を受けていた。祖母は必ずといっていいほど甘やかす。患者の両親の結婚生活は幸せなものだった。父親は優位にあって、母親はどちらかといえば冷たかったので、少年は父親の方に惹かれていた。

子どもの最初のよき仲間は、もしいれば常に母親である。したがって、子どもが父親の方に傾いているとすれば、母親が十分な注目を子どもに与えていない、と仮定することができる。おそらくは思いやりがなく、さもなければ、多忙か、あるいは、弟か妹の方に注意を向けている。このような状況においては、子どもは可能であれば父親の方に向かう。そしてこのケースにおいては、母親への抵抗が顕著だった。

小さい頃の状況を正しく思い出せないということはよくある。しかし経験を積めば比較的わずかな示唆で状況を正しく再構築できるようになる。ある人が記憶に強く残っている子ども時代の出来事を三つしか思い出せない、といった。このうちの一つは三歳の時、弟が死んだ時のことである。葬儀の日、彼は祖父と一緒にいた。そこに母親が、悲しみに打ちひしがれすすり泣いて帰ってきた。祖父が彼女にキスをし、何か優しい慰めの言葉をかけた時、少年は母親が少しほほえんだのを見た。彼はこのことに非常に当惑した。そしてその後長く弟が埋葬された日に母親がほほえんだことに腹を立てていた。二つ目の回想は叔父が彼に友好的に批判したというものである。叔父は彼にたずねた。「君はなぜいつもお母さんにそんなに乱暴なのだい」と。三つ目は、同じ頃のもので、両親の喧嘩に関係したものである。喧嘩の後、彼は父親に次のようにいった。「お父さん、兵士のように勇敢だったね！」。彼は父親に非常に依存し、父親に甘やかされた。そしていつも母親の性格のほうが優れていることは知っていたのであるが、母親よりも父親を賞賛していた。

三歳か四歳の頃のこれら三つの記憶は、母親に対する闘う態度を示している。最初と最後の回想ははっきりとこの目標に支配されている。母親から離れ、父親に近づくことを正当化する目標である。彼が母親から離れていった理由は容易に推測できる。母親にあまりに甘やかされていたので、弟は最初の回想では、明らかに無邪気に登場しているのだが、この弟の出現に耐えることができなかったのである。

この患者は二十四歳の時に結婚した。しかし結婚に失望した。妻が彼に要求したからである。二人の甘やかされた子どもが結婚すると必ず不幸になる。二人ともが期待する態度のままであり、どちらも与えようとはしないからである。妻は共感する人ではなかった。そして、貧乏な男ではなく、金持ちの愛人になった方がましだ、と不平をいった。結局、二人は離婚した。実際には彼は貧乏だったわけではないが、妻に対してけちであり、彼女は復讐するために離婚した。

　離婚後、彼は強度の女性嫌悪症になり、同性愛の傾向を強めた。実際には男性との関係はなかったが、男性を抱きしめたいという欲求を感じた。このような同性愛の傾向は、常に、一種の臆病さである。彼は女性に二度、最初は母親に、後には妻に敗北し、女性にしりごみするようになった。今や彼は自分の性衝動を男性に向けた。女性を避け、その上辱められることを避けるためである。このような傾向を確信するために、過去を偽るということがある。自分が生まれついて同性愛者であることを証明すると解されるような重大な経験にあったことを強調するのである。そこで、この人は、校長先生を愛していたこと、若い時、少年が相互マスターベーションに彼を誘ったことを思い出した。

　この男性の行動の決定的な要因は、甘やかされ、自分では何もしないで、あらゆるものをほしいと思うということだった。彼の広場恐怖症は、一方で、女性に会うことの恐れであり、他方で、男性に会うことの恐れでもあった。男性に性的に惹かれることがあるかもしれないからである。このように外に出かけていくことで緊張し、胃と呼吸器にトラブルを起こした。多くの神経質な人は緊張すると空気を呑みこみ始める。そうすることで、呼吸に影響を与えるだけではなく、鼓腸を引き起こしたり、胃がおかしくなったり、不安や動悸を引き起こす。私が彼の状態を説明すると、彼はこういう場合に常にされる質問をした。「空気を呑みこまないためにはどうすればいいのか」と。時には私はこのように答える。「私はあなたに馬の乗り方を教えることはできるが、馬に乗ら〈ない〉方法は話すことはできない」と。時には、このような助言をする。「もしも外に出ていきたくなって、そのことに葛藤を感じれば、空気を少しすばやく呑み込みなさい」。この人は、他の患者と同じく、寝ているときにも空気を呑み込んでいたが、私が助言した後は、自分を制御し始め、その習慣をやめた。夜に空気を吸い、目が覚めた時に嘔吐する患者は、次の日に直面しなければならない困難のことで思い悩んでいるのである。問題の患者は、自分が甘やかされた子どもだったので、いつも与えることなく受けることだけを期待していたことに気がついた時に回復し始めた。彼は今や自分が最初に正常な性生活をしなくなったのは、より安易なものを求めてのことだったこと、後に仮想の同性愛に入ったが、この同性愛には危険がなく、このすべての過程が立ち止まるための手の込んだ方法であることを理解した。取り除かなければならない最後の障害は、彼のことを気にかけない人、例えば、通りを行く人と交わる恐れを取り除くことだった。この恐れは、自分が注目の中心でないあらゆる状況を排除するという広場恐怖症の深い恐れによって生み出されるのである。

第七章　家族布置

同じ家族の子どもたちが同じ環境の中で育つと考えるのは、よくある間違いである。もちろん、同じ家庭のすべての人にとって共通するものはたくさんある。しかし、それぞれの子どもの精神的な状況は独自なものであり、他の子どもの状況とは違っている。きょうだい順位による違いがあるからである。

私は家族布置によって子どもを分類してきたが、このことは誤解されてきた。もちろん、子どもの性格に影響を与えるのは、きょうだい順位ではなく、子どもが生れてくる状況なのである。第一子が精神発達遅滞であるか、あるいは、抑圧されていれば、第二子は第一子に似たライフスタイルを獲得するかもしれない。また、大家族で、子どもたちのうちの二人が他の子どもたちよりも遅く生まれ、年上のきょうだいから離れて育てば、二人のうちの年長のきょうだいは第一子のように成長するかもしれない。このことが双子の場合に起こることもある。

第一子は生れた時には一人だったという意味で独自な位置にいる。注目の中心にいたので、通常甘やかされている。この点、第一子は一人っ子に似ている。どちらの場合も、甘やかされることを避けることはほとんど不可能である。しかし、第一子は、重要な状況の変化を経験している。第二子が生まれる時に退位させられるのである。大抵、子どもたちはこのような変化に慣れていないので、愛と注目の中心という位置を失った、と感じる。そこで、大きな緊張が生まれ、愛情を取り戻そうとする。それまで使ってきたあらゆる手段で注目を引きつけようとする。もちろん、優れているということで愛されたいと思うのだが、しかし他の家族は新来者のことで忙しいので気がつかない。そこで戦略を変えようとする。好ましくない方法で注目を引きつけた昔のやり方に訴え、ますますそうしようとする。知的であれば、知的にふるまう。しかしこれは家族が求めていることではない。敵意、反抗、赤ん坊への攻撃、あるいは、赤ちゃん帰り、こういうことがあると、両親は第一子の存在を考え直さないわけにはいかない。弱いところを見せたり、赤ちゃん帰りをするという犠牲を払っても、注目を得なければならない。こうして、現在においても過去の命ずるままに、不適切な手段によって目標を達成しようとする。例えば、突然、一人では何もできなくなったり、食事や排泄に助けが必要であるとか、常に見ていてもらうことを要求したり、危ないことをして両親を恐がらせたり心配させたりするのである。嫉妬、妬み、わがままのような性格の発現は、明らかに状況と関係があるが、喘息や百日咳のような病気になる可能性もある。ある種の緊張は頭痛、偏頭痛、胃痛、癲癇の小発作、ヒステリー性の舞踏病の原因となるかもしれない。現れる症状がもっと軽いこともある。疲れた表情や行動全般が悪化することで両親に印象づけようとするのである。当然、ライバルの赤ん坊が生まれるのが遅ければ遅いほど、第一子の子どもの行動の変化は理解できるものである。非常に早く退位させられれば、第一子の努力はもっと本能的なものである。どんな場合も第一子の努力のスタイルは環境の中の他者の反応と、その努力を評価する仕方によって条件づけられる。例えば、退位させられた子どもが闘いに勝てるとわかったら、闘う子どもになるだろう。闘いが割に合わなければ、希望を失い、落ち込み、親を心配させたり、驚かせたりして成功を収める。その後は目的を得るためにさらにいっそう微妙な仕方で逆境を利用しようとする。

このようなライフスタイルが後の人生でどのように働くかは、次の窒息を恐れてつばを飲みこむことを怖がるようになった男性のケースが示している。なぜ他のことではなく、この症状を選んだのだろうか。この患者は彼に激しく攻撃を加える親友の行動に目下の対人関係の困難を感じていた。患者も妻ももう我慢がならないという結論に達したが、闘いに直面するほどには強くはなかった。子ども時代のことをたずねると、以前にも飲み込むことに困難を感じていたことがわかった。彼は第一子で、弟に負けた。その時は、食べることに難儀したので父親と母親の注目を引くことができた。後の人生で個人的な敗北に直面し、そのことについてどうしていいかわからなかったので、この昔と同じ防衛の方法を用い、そうすることで誰かが彼のことを見守り、援助を得られるように頼ったのである。

第一子は他のきょうだいによって退位させられることで、母親から離れて父親に向かうようになるかもしれない。母親に対する批判的な態度がその後もずっと続くかもしれない。このようなタイプの人はいつも人生において後退することを恐れる。そこで行動のすべてにおいて一歩前進して、一歩後退したいと思う。何も決定的なことが起こらないようにするためである。好ましい状況が変ることを常に恐れることが正当である、と感じている。人生の三つの課題のすべてに対して、ためらいの態度を取り、何か問題のある神経症の傾向を示す。このような神経症の傾向は、本人には助けや保証と感じられる。例えば、社会に対しては敵意のある態度を示し、しょっちゅう仕事を変えたりする。そして性生活においては機能せず、浮気傾向、即ち、一人に恋してもすぐに他の人に恋する。心もとなく、何も決定しようとはせず、非常にぐずぐずする人になる。私はある時このタイプの完全な例になるケースに会ったことがある。彼の早期回想は、次のようなものだった。「三歳の時、猩紅熱にかかりました。母は私にうがい薬とまちがえて石炭酸を飲ませました。それで死にかけました」。彼には妹がいて母親のお気に入りだった。後にこの人は若い女性は年長者を支配しいじめるという奇妙な空想をするようになった。時には彼は若い女性が老人に馬のように乗ることを想像した。

第二子における残酷さ

しかし第一子は親の寵愛をしっかり受けているので、王座を奪われることがないかもしれない。その場合、それは自分自身の才能や進歩によるのか、あるいは第二子が醜くかったり、器質的な障害があったり、成長が遅れているという理由で劣っているかのどちらかである。このような場合、問題となるのは第二子である。そして、第一子は非常に満足に育つかもしれない。例えば、次のようなケースである。

四歳違いの二人のきょうだいのうち、兄は非常に母親に愛着を持っていた。弟が生まれた時、父親がしばらくの間病気だった。そのため母親は父親のためにすべての時間をさき、世話を焼いた。兄は友情と母親への従順さに慣れていたので、母親を助け、救済しようとした。弟は乳母の手に任され、乳母は弟を甘やかした。この状況は数年続いた。そこで弟は母の愛をめぐって兄と競う合理的な機会がなかった。すぐに人生の有用な面を断念し、乱暴で反抗的になった。四年後、行動はさらに悪化した。妹が生れたのである。それ以前に父親が亡くなっていたので、母親はこの妹の世話に専心することができた。このように母親の注目を得ることに二度も失敗し、乳母に甘やかされたので、第一子は常に一番だったのに対して、この第二子がクラスの中で一番問題のある生徒になった。兄との競争に絶望的にハンディキャップがあると感じ、家では愛されず、学校では叱られ（学校はとうとう中退した）、この第二子は母親を悩ます以外には人生に目標を見出すことができなかった。力は兄にも妹にも勝っていたので、二人を虐げるようになった。彼は時間を浪費し、思春期になるとお金を浪費し始め、借金を背負い込むようになった。正直で善意の人である親は、彼に非常に厳しい家庭教師をつけた。しかし、当然のことながら、この教師は状況を理解することができず、浅はかにも罰で対処した。そこで少年は手っ取り早く簡単に金持ちになろうとする人になった。簡単に無節操な助言者の餌食になり、不毛なことをするようになり、お金を失ったばかりか、親にまでも不名誉な借金を背負い込ませた。

このケースの事実が明白に示しているのは、この男性がとにかくも持っていた勇気のすべては勝利を収めたいという満たされない欲望のために使われたということである。このことは、彼が時折演じた奇妙なゲーム、とりわけ事態が彼の意に反して進行した時に演じたゲームに非常によく現れていた。彼の乳母は今や年老いて、給仕長として生計を立てていた。今もこの第二子の少年を崇拝し、彼が苦境に陥った時、彼のために仲裁に入った。彼の行った奇妙な戯れは、乳母を部屋に閉じこめ、兵隊ごっこをさせることだった。命じるままに前進させたり、伏せさせたり、再び立ち上がらせるのだった。そして時には棒で叩いて彼女に従わせようとした。

この奇妙なゲームは彼が実際に望んでいたものを明らかにした。即ち、もっとも安直な方法でもっとも完全に支配することである。これをサディスティックな行動という人もあるだろう。しかし私は、性的な関心を示す言葉を使うことに異議を唱える。彼の言葉の中にはそのような関心を示すものは何も見つけられないからである。性的なことにおいては、相手を頻繁に変え、しかもいつも自分より劣った人を選んでいたということを除いては、彼は事実上、正常だった。真性のサディズム自体は、他の領域は勇気をくじかれているために、性的衝動を表現の手段として使う支配的傾向のことをいう。

やがてこの男性は非常に悪い状況に自分を追い込み、他方、第一子は非常に成功し、大いに尊敬された。

第一子は、一つには自分が親の権威の代表者として動いていると思うので、通常、権威と法の信奉者である。このことは、古代から連綿と続く長子相続制を見れば、すぐにわかる。しばしば文学にも観察することができる。例えば、テオドール・フォンテーヌは、父親が一万人のポーランド人が二十万人のロシア人を負かしたと聞いて喜んだことに当惑した、と書いている。父親はフランスからの移民でポーランド人の味方だったのだが、フォンテーヌにとっては、より強いものが負けることがあるとは思いもよらないことだったのである。力のあるものが成功しなければならないし、成功するはずだ、と考えていた。このように考えたのは、フォンテーヌが第一子だったからである。ともかく、第一子は他のきょうだいよりもすすんで権力を認め、それを支持する。普通の人だけではない。科学者、政治家、芸術家の生涯を見ればわかる。革命的であっても、ロベスピエール(2)の場合のように、保守的な傾向を見出すことがある。

第二子は、一人であった経験がなかったという意味で非常に異なった状況の中にいる。最初は第二子も甘やかされるが、決してただ一人の注目の中心にはならないのである。人生は最初から多かれ少なかれ競争である。第一子が先頭に立って歩調を定め、第二子は第一子を追い越そうとする。このような二人の子どもたちの間の競争からどんなことが起こるかは、子どもたちの勇気と自信によって異なる。第一子が勇気をくじかれれば、深刻な事態に陥る。とりわけ第二子が実際に強く、第一子よりまさっていた場合そうである。

第二子が他のきょうだいと対等であるという希望をなくせば、実際よりも目立とうとする。即ち、兄（姉）が強すぎれば、弟（妹）は人生の有用でない面に逃避する傾向がある。そして問題のあるケースにおいて、怠惰、虚言、盗みは、神経症、犯罪、自殺への道を開くことになるだろう。

しかし、通常、第二子は、第一子よりも有利な位置にいる。ペースメーカーである第一子が努力する刺激を与えるのである。また、第二子と妬みや嫉妬や攻撃性で闘うことで親の寵愛を失い、そのため第一子が退位を早めることになるというのもよくあることである。第一子が際立っていると、第二子は最悪の状況にいることになる。

他の誰よりも清潔であること

しかし、第一子は、たとえ退位しても、いつも最悪の受難者であるというわけではない。私はこのことを次のようなケースにおいて見たことがある。三歳になって妹が誕生するまで、注目の中心であり、極度に甘やかされていた少女のケースである。妹が生まれると非常に嫉妬深くなり、問題行動のある子どもになった。妹は優しくて魅力的な子どもになった。そして、姉よりもずっと愛されるようになった。しかしこの妹が学校に入ると、状況は彼女の気に入るようなものではなかった。もはや甘やかされなくなり、このような困難に直面する準備ができてないので、驚き、逃げ出そうとした。実際にも見かけの上でも敗北から逃れるために勇気をくじかれた人たちがしばしば取る手段を彼女も取った。即ち、どんなことであれ、していることをやりとげないということである。そうすれば、最終的な判断を免れることができたのである。そこで、できるだけ時間を無駄に過ごした。このような人にとって時間は最大の敵である。社会状況のもとでは、時間は絶えず「私をどう使うの」という問いで苦しめているかのように感じるからである。それゆえ、愚かなことをして「暇をつぶす」奇妙な努力をする。この少女はいつも遅刻してきた。そして、あらゆる行動を延期した。たとえ非難されても、人と敵対するということはしなかった。しかし、以前と変わらぬ魅力と愛らしさをもってしても、彼女の心配や重荷は闘争的な姉よりも大きなものになった。

姉が婚約したとき、妹は絶望的に不幸だった。やさしさと従順でライバルとの最初の競争の第一段階では勝ったが、学校と社会生活という後の段階では競争を放棄した。姉の結婚は自分にとっては敗北であり、失地を回復する唯一の手段は、自分も結婚することだと考えた。しかし、適当なパートナーを選ぶだけの勇気はなく、直感的に次善の人を求めた。最初、重い結核の人と恋に落ちた。このことを前進と考えることができるだろうか。それは彼女の前もって決められていたあらゆる仕事を未完成のままにするという習慣に抵触するのではないか……決してそんなことはない。恋人が健康でないという理由で、両親が当然のことながら結婚に反対したことが、結婚の延期と頓挫の確かな理由となった。選択する時に不可能である要素があることを望んだのである。別のパートナーとして、ふさわしいとはいいがたい人が後に現れた。その人は三十歳も年上で、明らかに老人だった。しかし、この人は死ななかったので、結婚することになった。しかし、これは彼女にとって大きな成功ではなかった。彼女が慣れている絶望の態度が有用な活動を許さなかったからである。それはまたセックスを阻止した。セックスに嫌悪感を覚え、辱められ堕落する、と考えていたのである。愛を避け、適当な時に関係を延期するといういつもの方法を使った。しかし、今回はこれに完全に成功するわけにはいかなかった。妊娠したのである。妊娠を彼女はもう一つの絶望的な出来事と見なしていた。そしてその時から、愛撫を避けたばかりか、汚されたように感じる、と訴え、一日中、洗濯するようになったり掃除したりするようになった。自分の身体を洗っただけでなく、夫や女中や訪問者が触ったものすべて、家具、リンネル、靴までも洗った。彼女の部屋にあるものは何一つ誰にも触らせようとはしなかった。そして洗浄強迫という神経症の中で生きていった。このようにして人生の課題の解決から免れた。そして非常に高貴な優越性の目標を手に入れた。即ち、他の誰よりも潔癖にきれいだと感じたのである。

他の人とは際立って異なっているという高貴な目標を過剰に追求することは、「洗浄強迫」の神経症によく表されている。私が確かめることができた限りでは、この病気は常にセックスを避けるための手段として使われている。そして必ず他の誰よりもきれいであるという空想上の補償を与える。

しかし、人生をこのように競争と感じることで、第二子は通例、自分を訓練し、勇気を保ち続ければ、第一子の得意な分野で彼を打ち負かすだろう。勇気があまりなければ、別の分野で第一子に勝とうとするだろう。さらにもっと勇気が少なければ、客観的な仕方ではなく個人的な仕方で、普通よりも批判的で敵対的になるだろう。子ども時代はこの態度は取るに足らないところで現れる。兄（姉）が窓を開ければ、窓を閉めようとする。電気を消そうとすれば、つけようとする。このように一貫して反対のことをしようとするのである。

この状況は聖書のエサウとヤコブの話、ヤコブが長子の特権を奪うのに成功する話によく示されている[3]。第二子の状態はいつも過剰に蒸気の圧力下にあるエンジンの状態に似ている。四歳の男の子が泣きながらいった言葉によく表されている。「僕は、〈絶対〉お兄ちゃんになれ〈ない〉から不幸だ」

子どもたちが、兄や姉の、あるいは親の精神的な行動を繰り返すという事実を、作家たちが模倣の本能、あるいは、自己の他者との「同一視」といっている。しかし、それは他の分野では否定されていても、そこでは自分も対等であるということを主張するための方法であるとした方がよく説明できる。先祖の、あるいは、未開人の行動にさえ精神的に似ているということは、精神的な反応が遺伝であることを意味しているのではなく、多くの人が似た状況においては同じ攻撃と防衛の手段を用いるということを意味しているのである。すべての第一子、すべての第二子、そしてすべての末子が非常によく似ているのを見ると、遺伝は何も関係がない、と考えていいだろう。したがって、われわれもまた心理学者として、個人の精神的発達は、人類の発達を繰り返さなければならないという説を採らないのである。

後の人生においては、第二子は他のきょうだいの厳格なリーダーシップに耐えたり、あるいは、「永遠の法」という考えを受け入れるということはめったにない。よきにつけあしきにつけ、打ち倒すことができない権力はないと信じる傾向がある。第二子の革命的な巧妙さに注意せよ！　私は第二子が支配的な人や伝統を傷つけるために非常に奇妙な手段を用いたケースをたくさん知っている。すべての人が、もとよりこのような反抗者自身が、このような人の行動についての私の見解を容易に受け入れるわけではないだろう。中傷で支配権力を危うくすることは可能だが、もっと狡猾な方法がある。例えば、過度に賞賛することによってである。人や方法について、現実がそれに耐えることができないまでに理想化し賛美するのである。どちらの方法も『ジュリアス・シーザー』(4)のマーク・アントニーの演説の中で使われている。私は他のところでフョードル・ドストエフスキーがおそらくは無意識に古いロシアの柱を傷つけるために後の方法を巧みに使ったことを示した。『カラマーゾフの兄弟』の中のゾシマ長老の描写を覚えている人は、彼が第二子であることを思い出せば、私の示唆に説得力があることがわかるだろう。

第二子のライフスタイルは、第一子のライフスタイルと同様、状況が似たパターンであれば、他の子どもにも現れるということはいうまでもないだろう。

末子もはっきりしたタイプである。必ず見て取ることができるある種のライフスタイルの特徴があるのである。末子はいつも家族の赤ん坊で、他のすべてのきょうだいの多かれ少なかれ運命である、弟（妹）によって退位させられるという悲劇を知らない。この点において、末子の状況は好ましいものである。家族の経済的状況は後になると安定したものになっているので、末子の教育もしばしば比較的よい。大きくなった子どもたちも、しばしば親と一緒になって末子を甘やかす。そのためいっそう甘やかされる。他方、末子は年上のきょうだいによってあまりに鼓舞される。いずれの誤りも教育の専門家に知られている。前者のケース（過度の甘やかし）においては、子どもは一生他の人に支えられようとする。後者のケースにおいては、末子は第二子に似ている。それは競争的な生き方をし、自分のためにペースを設定してくれた者すべてに追いつこうとするが追いつけないという点で似ているのである。それゆえ、しばしば、家族の他の成員とは違った活動の分野を探す。同じ分野であれば、隠された臆病さを示す。例えば、もしも家族が商売に従事していれば、末子は芸術や詩に向かう。科学者の家族なら、セールスマンになる。私は他のところで今日のもっとも成功した人の多くは末子である、と指摘したことがある。これはどの時代にも当てはまることだと確信している。聖書の歴史には、ダビデ、サウル、ヨセフのような主要人物の中にかなり多くの末子がいる。ヨセフ[5]の物語はよい例であり、私が提案した見解の多くの例証となる。ヨセフの弟のベニヤミンは十七歳年下だった。ヨセフが権力の頂点についた時、ヨセフはこの弟の存在を知らなかった。それゆえ、彼の心理的な位置は末子の位置だった。

ヨセフのきょうだいがいかに上手に彼の夢を理解したかに注目するのは興味深いことである。より正確にいえば､夢を見た人の感情と感覚を理解したということである。この点については後に触れる。夢の目的は理解されることではなく、気分や感情の緊張を創り出すことである。

あらゆる時代の国のおとぎ話において、末子は征服者の役割を演じている。環境も環境についての人の理解も単純だった昔は、末子の経験を集め、人生の一貫した流れを理解することは容易だったと推論する。実際の経験が忘れられても、伝統的な性格の理解はフォークロアの中に残っているのである。

姉たちに世話された医師

甘やかされた末子の奇妙なケースは、私が既にあげた「懇願する」ライフスタイルの男性のケースである。私が診た別のケースは二十年間正常に飲み込むことができず液体食品しか摂れなかった医師のケースである。彼は最近義歯を作った。それを絶えず舌で押し上げたり下げたりしていた。この習慣のため痛みがあり、舌がうずいた。そのため癌にかかっているのではないか、と恐れた。

彼は三人きょうだいの末子だった。上には二人の姉がいた。意気地がなく、非常に甘やかされていた。四十歳になっても、一人か姉たちと一緒でないと食事ができなかった。このことは彼が有利な状況においてだけ安楽だったことを明らかに示している。人づきあいはことごとく苦手で、友人は一人もおらず、レストランで毎週会う数人の仲間しかいなかった。彼の人生の三つの課題への態度は恐れと震えであるなら、人と会って緊張すると食べ物を飲み込めなくなるのも理解できるだろう。気後れしてあがっている状態の中で生きており、人にあまりいい印象を与えていないのではないかと恐れていた。

この男は人生の二番目の課題（仕事）にまずまずの能力で答えていた。貧しい家庭の出身で稼がなくては生きることができなかった。しかし、職業においては苦しみ、試験を受けなければならない時にはほとんど気絶しそうになった。開業医だったので彼の野心は固定給のある地位と、後には年金を得ることだった。公務員になりたいと考えることは、不安であることを示している。十分でないという強い感覚を持っている人は、普通「安定した仕事」に就きたいと思う。彼は何年も症状に屈していた。歳がいった時、何本かの歯を失った。そこで義歯を入れようとしたが、このことが彼の一番新しい症状になった。

私のところにきた時、六十歳だったが、まだ二人の姉に世話を受けて暮らしていた。二人とも老年による病気があった。二人の未婚の姉から甘やかされてきたこの男性が、自らも老年を迎えて新しい状況に直面していることは、私には明らかだった。彼は姉たちが死ぬのではないか、と非常に恐れていた。そんなことになれば、絶えず注目され、見守られなければならない彼はどうするだろう。彼は恋をしたことがなかった。彼のはかない幸福をもってしては信頼できる女性を見つけることができなかったのである。母親や姉たちがしたように誰かが彼を甘やかしてくれると信じることができるだろうか。彼の性生活の形を推測するのは容易である。マスターベーションと若い女性とのペッティングである。しかし最近、年上の女性が彼と結婚したいと思った。彼はもう少し愉快で魅力的にふるまいたいと思った。苦闘の始まりは切迫していたが、新しい義歯が彼を救った。まさにその瞬間に舌癌にかかっているのではないか、と不安になったのである。

彼自身は医師だったので本当に癌であるか疑っていた。彼を診た多くの外科医と内科医も皆、癌であるという考えを思いとどまらせようとした。しかし、疑いに固執し、傷つくまで舌を義歯に押しつけ、また別の医師にかかった。

このような先入見、ヴェルニッケ[6]によれば「過大評価された考え」は、神経症へと進みつつある人を注意深く観察すると必ず見られる。患者は本来の道からそれたところに目を据えることで、正しい目標からしりごみする。このようにするのは、論理的必然性によって表れ始めている方向からそれるためである。患者の課題の論理的な解決は、ライフスタイルに相反するものであり、ライフスタイルが支配しなければならないので、逃避を保証するような感情と感覚を確立しなければならない。

この男性は既に六十歳という年齢だったが、彼の課題の唯一の論理的解決は、姉たちが死ぬ前に彼を甘やかす姉たちの代わりとなる信頼できる人を見つけることだった。彼の疑い深い心はそのような可能性を希望することができなかったし、論理によっても消すことができなかった。彼は全生涯を結婚に抵抗するために築き上げてきたからである。結婚する時の助けとなるはずであった義歯は、打ち克ちがたい障害になった。

このケースを扱う時、癌であると信じていることをやり玉に挙げても効果はなかった。彼が自分の行動の一貫性を理解した時、患者の症状はかなり緩和した。次の日、夢の話をした。「私は三番目の妹の家で妹の十三歳になる息子の誕生パーティにいました。私はすっかり健康で、苦痛もなく、何でも飲み込むことができました」。しかし、この夢は彼の人生で十五年前に起こったエピソードに関連している。その意味は非常に明白である。「十五歳若かったら……」というものである。彼のライフスタイルは、かくて維持されていることになる。

一人っ子にも特有の困難がある。努力することなく注目の中心に立ち、通常、甘やかされるので、他者に支えられ、かつ他者を支配するというライフスタイルを形成する。多くの場合、一人っ子は親密な環境の中で育つ。両親は子どもがさらに生れることを恐れているのかもしれない。また時には、子どもが生れる前に神経症だった母親が、これ以上子どもを育てることができない、と考え、誰もが「この女性がこれ以上子どもを持たないことはありがたいことだ」といわなければならないような行動をする場合もある。産児制限は家族に非常に気を使わせることになるかもしれず、そうなった場合、緊張が生じ、両親は不安の中に生きているはめになるかもしれない。そこで一人っ子に捧げられる世話は昼も夜も決してやむことはなく、その結果、見守られず、保護されないことは、ほとんど致命的な危険であるという信念を子どもに植えつけることになる。このような子どもたちは注意深くなり、遅かれ早かれ成功し、望みどおりの評価と注目を得ることになる。しかし人生の窮状に陥ると、無能力であることを顕著に示すかもしれない。

一人っ子は、しばしば非常に優しくて情愛が深く、後の人生で他の人の心を動かすために魅力的なふるまいをするようになるかもしれない。幼い時も後になってもこのように自分を訓練するからである。一人っ子はより甘やかす母親、通常、母親と近い関係になる。時にはもう一人の親に敵対的な態度を取るようになる。

一人っ子の教育は容易ではないが、個々の問題を理解し、それを正しく解決することは可能である。私は一人っ子の状況を危険であるとは考えない。しかし、最善の教育がされなければ、きょうだいがいれば避けられたであろう非常に悪い結果が起こることがある。

ドレスメーカーの一人息子

母親だけに愛着していた一人っ子のケースを紹介しよう。この家庭では父親は重要ではなかった。父親は家族を扶養したが、子どもには関心がないことは明らかだった。母親はドレスメーカーをしており家で働いていた。小さな少年はいつも母親の側ですわったり遊んだりして過ごしていた。彼は母親の真似をして縫い物をした。そしてついには縫い物に熟達したが、男の子の遊びはしなかった。母親は毎日午後五時に仕事を届けるために出かけた。六時きっかりに帰ってきた。その間少年は一人で、あるいは、年上の姪と一緒に過ごし、縫い物の材料で遊んだ。彼は時計に興味を持つようになった。いつも母親の帰りを待っていたからである。三歳の時に既に時計を読むことができた。

年上の姪は彼とゲームをした。そのゲームの中で彼女は花婿で、彼が花嫁だった。彼の方が彼女よりも少女に見えたことは注目すべきである。学校に入った時、男の子と遊ぶことにまったく準備ができていなかった。しかし好ましい例外ということで自分を確立することができた。他の子どもたちは彼の温和で親切な性格を好きになったからである。魅力的であることで、とりわけ少年と大人の男性に魅力的であることで優越性の目標に近づき始めた。十四歳の時、学校の劇で少女の役を演じた。観客は誰も彼が少女であることを疑わなかった。若い仲間たちが彼にいちゃつき始めた。そして彼もこのような賞賛を得たことに喜びを感じた。

彼は、性の違いを知ったのはまだ最近のことだといった。四年間少女の服を着ていた。そして十歳までは自分が男なのか女なのかわからなかった。男であるという説明がされると、マスターベーションを始め、空想の中で少年たちが彼に触ったりキスをした時の感じを、性的欲求に結びつけた。賞賛され、いい寄られることが人生の目標であり、少年たちに賞賛されるという目標に自分の特徴を適応させた。彼の年上の姪は彼が知っていた唯一の少女だった。彼女は優しくて親切だったが、ゲームの中で男の役を演じ、さもなければ母親のように彼を支配した。母親が過度に甘やかし世話をしたことで、彼は強い劣等感を持つようになった。三十八歳で結婚した彼女は、その男の子を産んだ後、嫌っていた夫の子どもをこれ以上産みたくはなかったのである。そこで彼女の不安は早い時期に始まったものであり、晩婚だったことは、人生へのためらいの態度を示している。性的な事柄において非常に厳格だったので、子どもにはセックスのことは知らせず教育を受けさせたい、と思った。

十六歳の時、この患者の外見や歩き方は媚態をふるまう少女のようだった。すぐに同性愛のわなに陥った。なぜこのように成長したかを理解するには、心理的な意味で少女の教育を受けたことと、性の違いを理解するのは彼の成長においてあまりに遅かったということの二つを忘れてはならない。また、彼は女性の役割において勝利を収めたが、それだけの成功を男性の役割では得られるかどうかという確信を持てなかった。少女の行動を模倣することで、彼の優越性の目標に向かって歩んでいったのである。

このような種類の教育を受けた少年は少女のように見えるというのが私の経験である。器質の、そしておそらくは腺の発達は、ある程度まで環境によって支配され、環境に適応する。そこで幼い時の女性性へのこのような傾向は、同じ傾向の個人的な目標へと引き継がれ、愛される少女になりたいという欲求は、心だけではなく、態度、さらには身体にまで影響を与える。

このケースは、性倒錯者はセックスへの異常な態度へといかに自らを精神的に仕立て上げていくかということを非常に明白に示している。生まれつきの、あるいは、遺伝的な素質を仮定する必要はない。この患者がマスターベーションと同性愛を選んで、精神的なもの、身体的なものも含めた一切の正常な性的活動を排除することは、倒錯行為の最中に彼を捕まえるのでなければ、遺伝的な要素が原因なのではと思われるかもしれない。同性愛のサークルの伝統はその地方によって様々である。この少年は自分の趣味を彼の同性愛の仲間の習慣に合わせなければならなかった。彼の年のほとんどすべての人がフェラチオをしていた。最初彼はこれに抵抗したが、ある夜、口の中に変な味がして目が覚めた。ベッドの側のテーブルには少し小便が入っているコップがあったが、どうしてそのようなものがそこにあるのかわからなかった。おそらく寝ている間のことなのだろうが、何が起こったかについては疑いがなかった。それからは友人に従うようになった。抵抗を克服したのである。

私のところにきた時期、彼は別の少年に夢中になっていた。その少年は非常に支配的な母親にないがしろにされた第二子だった。この少年の努力は、自分の魅力で男性を征服することであり、このことに弱い父親との関係の中で実際成功した。性的な表現をする年齢になった時、彼はショックを受けた。彼が女性について持っていたイメージは、彼を無視した支配的な母親との経験に基づいていたのである。それで彼は同性愛者になった。私の患者の絶望的な状況を考えてみよ！　女性的な手段で、即ち、女性の魅力を持つことで勝利を得たかったのであるが、彼の友人は男性の征服者になりたかったのである。

私は、私の患者に、彼自身がこの関係の中で何を考え、あるいは、何を感じているとしても、彼の友人は自分自身が男性を魅惑する人に勝利を収めていると感じているということを、理解させた。そのため、私の患者は、自分の勝利が真の勝利であることに確信が持てなくなり、それゆえ、同性愛行為は抑制された。この手段によって、私は二人の関係を絶たせることができたのだが、それは彼自身がこのような不毛な競争を行うことは愚かである、と理解したからである。このことで彼の異常は他者に関心を持たないことによるということ、甘やかされた子どもとして不全感があったため、すべてのことを個人的な勝利という点から考えるようになったという理解を彼にもたらした。そこで彼は私のもとから何ヶ月か去った。そして再び私のところに戻ってきた時には、彼は女性とのセックスの経験をしていたが、その女性に対してマゾヒスティックな役割を演じようとしていた。母親と姪について感じたのと同じ劣等感を経験したいと思っていたのは明らかだった。女性に、自分にこうしてくれと命じたことをさせるのが彼の優越性の目標であり、その事実の内に彼のマゾヒスティックな態度が示されていた。彼はこの時点でセックスをすることなく行為を終わらせたかったのであり、正常性は依然排除されていたのである。

同性愛を変えることが困難であるのは、共同体感覚が欠けているからだけではなく、小さい時に始めるべき正しい訓練がされていないということによる。異性への態度は、ほとんど人生の始まりから誤った方向へと曲げられている。この事実を認識するためには、そのケースが示している知性、行動、経験の種類に注目しなければならない。通りを歩いたり人々と交際している正常人と、同じ状況の中にある同性愛の人とを比べてみよ！　正常な人はもっぱら異性に関心を持っているが、後者は同性にしか関心を持っていない。後者は正常なセクシュアリティを行動だけではなく、夢においても避ける。私の患者は、よく山に登る夢を見るが、その登り道は曲がりくねっているという。この夢は彼が勇気をくじかれており、人生に対して回り道をしたアプローチをしているということを表している。彼は一歩ごとに頭と肩を曲げ、蛇のような動きをしていた。

最後に一人っ子の発達でもっとも悲惨なケースをあげよう。ある女性が、夫とともに私のところに一人息子のことで相談にきた。この子どもは専制君主として親を支配していた。彼はその時十六歳だった。学校では非常に優秀だったが、喧嘩好きで態度が無礼だった。とりわけ母親よりも彼に厳格だった父親に対して敢然と立ち向かった。絶えず両親に敵対し、自分が望むものを手に入れることができなければ、公然と親を傷つけ、時には父親と取っ組み合いをし、つばを吐きかけ、ののしった。このように成長することは、あらゆるものを期待するよう訓練され、実際すべてを手に入れてきた甘やかされた一人っ子にはありうることである。しかし、それもわがままが通用しなくなる時がくるまでのことである。このような場合、患者を昔の環境で治療することは困難である。あまりに多くの古い回想が蘇ってきて、そのことが家族の調和を乱すからである。

私のところにまわされてきた別のケースは、父親を殺害したということで告訴された十八歳の少年のケースである。彼は一人っ子で甘やかされ、学校に行かなくなり、親から奪い取ったお金をすべて使い果たしてしまった。ある日、父親が彼に金を渡すのを拒否した時、少年はハンマーで頭を叩いて父親を殺した。彼を弁護していた弁護士以外の誰も、彼がその数ヶ月前に別の人を殺していたことを知らなかった。二回目も発見されないと完全に確信しているのは明らかだった。

犯罪者に育った別の一人っ子のケースでは、この子どもは天才になってほしいと願う、非常に高い教育を受けた女性に育てられた。彼女が亡くなると、経験豊かな別の女性が同じような仕方で養育を続けた。しかし、それは彼女が彼の専制的な傾向に気づくまでだった。彼女はそのような傾向が性的な抑圧のためであると考え、彼をそのように分析した。しかし、彼の専制的な態度はやむことなく、そこで彼女は彼を追い払おうとした。しかし、ある日、彼は彼女の家に強奪しようと思って押し入り、彼女を絞殺したのである。

家族の中の位置がもたらす特徴の典型として私が述べてきたものはすべて、状況が異なれば修正が必要になるだろう。しかし、ヴァリエーションは様々あっても、これらの行動の輪郭はいずれも、実質的には正しいものであることがわかるだろう。このような可能性の一つに、女の子の間に育った男の子の位置をあげることができる。彼が年上であれば、妹と年が近い兄と非常によく似た成長の仕方をする。年齢、親の愛情、人生への準備の違いが、すべて個人の行動のパターンに反映されるのである。

女性が家族の多数を占め、環境の全体を支配するところでは、一人だけの男の子は女性に向けられる優越性の目標とライフスタイルを持ちがちである。これは様々な程度で起こる。女性に控えめに献身したり、崇拝したり、あるいは、女性に専制的な態度を取るというふうにである。通常、男の教育をあまりに女性的な環境で行うことは避ける。というのも、一般に、そのような育ち方をした男の子は、二つの極端、即ち、誇張された自惚れか、あるいは、ずうずうしさを身につけるようになるからである。アキレス[7]の物語には、古代においては後者のケースがよく理解されていたと仮定できるポイントがたくさんある。

同じ矛盾した可能性が、男の子の間で育つ女の子のケース、あるいは、まったく男性的な環境で育つ女の子のケースに見ることができる。このような状況では、女の子は当然あまりにも愛情をかけられて甘やかされるかもしれない。しかし、他方、少年の態度を取り、少女のように見えることを避けるかもしれない。いずれにしても、何が起こるかは、主に、その環境において男性と女性がどのように評価されているかに依存する。この問いに関しては常に優勢な考え方があり、それはおおむね、子どもが男性の役割か、女性の役割のどちらをしたいかということに一致している。

それ以外の分野でも、家族の中で優勢な人生観は、子どもの行動のパターンに影響を与えたり、それを困難なものにする場合がある。例えば、男と女の特徴は遺伝するという迷信、あるいは、気まぐれな教育の方法である。どんなものであれ行きすぎた教育方法は子どもを傷つけやすい。この事実はしばしば教師、心理学者、医師、法律家の子どもたちに見ることができる。度を超した教育を受けたという事実は、しばしば問題行動のある子ども、非行少年、神経症者の早期回想の中に明らかになる。

また、遺伝の迷信と狂信的な教育方法という二つの要素は、次のケースに見られる。

娘の前で自分の誤りを認めた母親

九歳の娘を連れた女性が私のところにきた。二人とも涙を流し、絶望していた。母親が語ったところによると、少女は田舎で養父母のもとで何年も過ごした後、最近母親のところに住むようになったばかりとのことだった。そこで三年生まで終えた。街の学校で四年生になったが、成績が非常に悪くなったので、教師が三年生に戻した。成績はさらに下がり、とうとう二年生に落とされた。母親はこのことにすっかり取り乱し、娘の欠点は父親からの遺伝だという考えに取りつかれていた。

一目見て、その母親が子どもに勉強を無理強いしすぎていることは明らかだった。そのことは、このケースにおいては、特に不幸なことだった。少女は快適な環境で育てられてきており、母親からはもっと親切に育てられることを期待していたからである。しかし、子どもの失敗を心配した母親は厳格になりすぎ、それがその子を非常に失望させた。感情的に緊張し、そのことが学校と家庭の両方での進歩を妨げた。励まし、非難、批判、叩くことは、感情を強めただけであり、そのことで母親も娘も絶望した。私の印象を確かめるために、私は養父母のことについて少女とだけ話をした。すると、わっと泣き出して、最初は母親と一緒であることがどれほど楽しかったか、と話した。

私は母親に誤りを理解してもらわなければならなかった。少女は、このようなハードな訓練に耐えることができなかったのである。私は自分自身を彼女の立場に置いてみた。すると、私は彼女の行動がもっともな反応であることがわかった。即ち、一種の非難と復讐だったわけである。このような状況においては、しかも共同体感覚があまりない時には、子どもが非行に走ったり、神経症になったり、さらには自殺を図ったりする場合がある。しかし、このケースでは、母親が真実を納得し、態度が変ったということを十分印象づけることができれば、少女がよくなることは困難ではないことを確信していた。そこで、私は母親の手を取って、遺伝を考えることは有害以外の何ものでもない、と説明し、その後、こう説得した。娘と一緒に住むようになって期待したことは無理もないが、そんなに厳しくしつけては子どもは失望し、勇気をくじかれてしまうため、期待にそうことはできない、と説得した。私はその母親に、子どもに対して自分が誤っていたこと、そして、やり方を改めたいと思っていることを告白してもらいたいと思った。そこで私は「あなたにはそれができるとは思わないが、私がこの状況に置かれたならそのようにする」といった。すると彼女は「やってみます」ときっぱりといった。私の前で、私の援助を得ながら、彼女は娘に誤っていたことを説明した。そして二人はキスをし、抱き合い、泣いた。二週間後、二人揃って私のところにきた。楽しげでほほえみ、非常に満足していた。母親は三年生の先生からのメッセージを持ってきた。「奇跡が起こったに違いありません。クラスで一番です」

第八章　早期回想

早期回想の重要性は、個人心理学のもっとも重要な発見の一つである。というのも、記憶そのものはきわめて自覚的なもので、容易に思い出されるが、長期にわたって何を記憶しておくかの選択には、無意識の目的があることが証明されているからである。もっとも正しく理解すれば、自覚的な記憶も、治療の間に突然よみがえってくる無意識な記憶と同じくらい、心の深部を垣間見させる。

もちろん、すべての早期回想が事実を正しく記録しているとは考えていない。多くの記憶は空想されたものであり、大部分はおそらくは後になって変えられたり、歪められたものである。しかし、このことは記憶の重要性を減じるというわけではない。変えられた、あるいは、想像された記憶も、患者の目標を表しているのである。空想の働きと記憶の働きには違いがあるが、それらを他の要素の知識と関連づけることによって、どちらも安全に利用することができるのである。しかし、空想と記憶の価値と意味は、それをライフスタイルの全体と関連づけ、優越性の目標との統一性を理解しないことには、正しく評価することはできない。四歳か五歳の早期回想の中には、主として個人のライフスタイルの原型の断片を見ることができ、あるいは、ライフスタイルが特定の形に入念に作り上げられた理由などを見ることができる。あるいは、早期の環境において欠点や器質的な困難を克服しようとする自己訓練の確実なしるしを見ることができる。早期回想の多くのケースを見ると、勇気と共同体感覚がどの程度培われているかも明らかである。治療を受けにくる子どもは甘やかされている場合が多いので、早期回想に母親のイメージが出てこないということはめったにない。実際、この子どもは甘やかされた子どもではないかと疑うと、必ず、患者は何か母親について回想するだろう、と推測することができる。患者はこの回想の意味を決して理解していない。例えば、私の質問に対して次のように答えるかもしれない。「僕は部屋の中でおもちゃで遊んでいました。母が僕の近くにいました」。彼はこの回想はただそれだけのことであって、決して、彼の精神的な性格の構造の全体と一貫性があるとは考えていない。そして不幸なことに多くの心理学者も同じなのである。その意味を評価するためには、この早期の認識のパターンを、彼の現在の態度について見出すことができるすべてのことに関連づけなければならない。この例においては、患者が一人の時に不安を感じたか見ることから始めなければならない。母親と結びついていることへの関心は、空想の記憶の形においてすら現れる。例えば、次のような場合である。「信じてもらえないかもしれませんが、生れた時のことを覚えているのです。母が腕に抱いてくれました」

弟や妹の誕生によって特権的な地位から追い立てられたという早期回想は、甘やかされた子どもの場合、非常によく見られる。この種の回想は「妹が生れた時のことを覚えている」という何気ない無邪気なものから、患者の現在の態度の意味を示唆するものまで、様々である。ある女性が私にこんな話をした。「私はテーブルに横たわっていた妹を見ていなければならなかったのを覚えています。妹はじっとしてはおらず、ふとんをはねのけました。私はふとんをきちんと整えようとし、妹からはがしました。すると妹はテーブルから落ちて、怪我をしました」。この女性は私のところにきた時、四十五歳だった。妹に退位させられた子ども時代だけではなく、学校時代、結婚生活、そしてこれまでの人生においてずっと自分が軽視されている、と感じていた。もっと強く疑いと不信を表している似たようなケースは、次のように話した男性のものである。「私は母と弟と市場に買い物に行きました。突然、雨が降り始めました。母は私を抱きかかえましたが、私の方が年上であることを思い出すと、私をおろして弟を抱きました」。この男性は人生で成功していたが、この人はあらゆる人を、とりわけ女性を信用しなかった。

三十歳の学生が、試験を受けられないと困惑して私のところにきた。非常に緊張していたので、眠ることも集中することもできなかったのである。症状は、彼が準備ができていないこと、勇気を欠いていることを示している。そして彼の三十歳という年齢は、人生の課題との間に置いている距離を示している。友人はおらず、恋に陥ったことも一度もなかった。共同体感覚を持っていなかったからである。彼のセクシュアリティはマスターベーションと遺精に表現されていた。この人の早期回想は、揺り篭の中にいて、まわりの壁紙とカーテンを見ているというものだった。この回想は、彼が後の人生において孤立しているということ。視覚的な活動に関心を持っていることを反映している。彼は喘息持ちで、この器官劣等性を補償しようとしていた。しかし、共同体感覚から離れて強く発達する働きはすべて、人生の調和を乱すということを忘れてはならない。見るということは価値のある活動である。しかしその見ることが強迫神経症になる場合もある。見ること以外は何もしないように自分を防御し、一日中目を満足させたいと思う時である。見ることにしか関心を集中させない活動もあるが、この関心が有用な面で用いられる活動がいくつかある。しかし、これとて社会適応ができていない人は見つけることができない。この患者は、既に見たとおり、誰にとっても真の仲間ではなかった。それで彼特有の関心の使い道を見出すことができなかったのである。

早期回想はしばしば、旅行や、走ることや、車に乗ること、あるいはジャンプすることといった運動への関心を明らかにする。われわれが見る限り、このような早期回想は、仕事を始める時に困難に出会う人に特有のものである。二十五歳の男性のケースにこのことを見ることができる。この人は非常に敬虔な家族の第一子で、問題行動があるということで私のところに連れてこられた。従順ではなく、怠惰で嘘をついた。借金をして踏み倒した。三歳下の妹はよくあるタイプで、努力家で能力があり、高い教育を受けていた。彼の問題行動は思春期に始まった。私は、多くの心理学者がこのことを性腺の発達によって引き起こされる一種の感情的な「激発」に帰しているのを知っている。このケースにおいては、この理論は、他のケースと同様、未成熟で有害な性的関係が存在するのでもっともらしい理論に見える。しかし、まったく自然な思春期の危機が、なぜこのケースでは道徳的な原因となり、別のケース——例えば妹の場合——ではそうならないのだろう。その理由は、妹は兄よりも有利な状況にいたからであり、また、この兄の状況は非常に多くのケースからわれわれは知っているのだが、とりわけ危険なものだからである。さらに、このケースの来歴を詳しく調べると、思春期がライフスタイルに何かの変化をもたらしたのではないことがわかる。思春期の前から少年は社会的に有用な人生において一番になるという希望を徐々に失っていたのである。そして、希望を失えば失うほど、有用でない、補償という安直な道に迷い込んだのである。

この若者の早期回想は「僕は一日中三輪車に乗って走りまわっていました」というものだった。治ると父親の会社に戻された。しかし、ついには彼は出張販売人としての人生に自分を適応させた。

多くの早期回想は危険な状況に関係している。そのような回想を語るのは大抵の場合、恐れを使うことがライフスタイルにおいて重要な要素であるような人である。ある時、既婚の女性が私のところにやってきて、薬局を通りかかる時なぜ怖くなるか、とたずねた。彼女はその数年前に、結核の治療のために長くサナトリウムにいたことがある。私が彼女を診た数ヶ月前、専門家が彼女に「結核は治りました。今やあなたは完全に健康で、子どもを産むこともできます」といった。医師がこのように最終的に彼女の治癒を宣言したすぐ直後に強迫症状が始まった。結びつきは明らかである。薬局は病気を警告として思い出させるものであり、将来を不吉なものにするために過去を用いたのである。子どもができるかもしれないことを健康への危険と結びつけていた。彼女も夫も子どもがほしいという点では一致していたが、彼女の行動は、実は子どもを望んでいないということをはっきりと示していた。子どもがほしくないというこの気持ちは、どんな論理的な理由づけよりも強いものだった。それを医師は軽減することはできたが、恐れの症状を取り除くことはできなかった。このケースや、他の多くの類似のケースにおいては、われわれはあらかじめ原因は深いところにあるということや、ライフスタイルにおけるもっとも重要な追求の努力を発見できるということをあらかじめ知っている。子どもを持つことに対する抵抗が、出産や病気についての客観的な恐れに基づいていることはめったにない。このケースにおいて、この女性が注目の中心に立ちたかった甘やかされた子どもであったことを発見することは容易だった。このような女性は、小さなライバルが舞台に登場することを望まない。あらゆる理にかなった、あるいは不合理な手段でそのことに反対する。この女性は弱さを表現し、注目の中心に立つ機会をつかむことに向けて完全に自分を訓練していた。早期回想をたずねると、次のようにいった。「街の郊外にあった私の小さな家の前で遊んでいました。母は私が井戸を覆っていた板の上で飛び跳ねているのを見てびっくりしました」

哲学を専攻している学生が赤面恐怖症のことで私の診察を受けにきた。ごく小さい頃から、すぐに赤面するのでからかわれていた。私のところにくる二ヶ月前、赤面がひどくなり、レストランに行くことも講義に出ることも、部屋から出て行くことも恐れるようになった。試験を受けることになっていることがわかった。彼は臆病で、恥ずかしがり屋でおずおずしていた。人の集まりの中に出る時も、仕事をしている時も、女性と一緒の時も、同じように激しく緊張した。交感神経緊張型だったので、この緊張は植物神経系を刺激した。赤面の悩みは最近ますますひどくなり、そこで赤面を退却の口実にし始めた。子どもの頃からこの男性は、弟をえこひいきする母親を嫌っていた。今や、これから先何か成功を収めることができるとは思えなかった。彼の早期回想は次のようなものだった。「五歳の時三歳の弟と外出しました。両親は僕たちが家を出たことを知るとあわてました。近くに湖があったからで、湖に落ちたのではないかと恐れたのです。家に戻ると平手打ちされました」。この話から、彼が自分の家庭が好きではないことがわかった。家では自分が軽んじられている、と感じていたのである。彼がこのように考えているのは、次のように付け加えたことでわかった。「私は平手打ちをされたのですが、弟は叩かれませんでした」。しかし、彼が危険な状況にあったことも同じように彼に印象を残している。このことは外に出かけない、あまり危険を冒さないという考えに支配されている彼の現在の行動に反映されていた。このような人は人生はわなであるかのように感じている。この患者が少女と接した時にからかわれ、顔が赤らんだという苦しい経験が彼を苦しめ、今も苦しめていることは容易に想像できる。

第九章　続・有用でない優越性の目標

もっとも崇高なる目標を、もっとも病理学的なケース、即ち、精神病において見ることができる。精神分裂病のケースでは、しばしばイエス・キリストになりたいという欲求が見られる。躁うつ病のケースにおいても、躁の段階では患者はしばしば人類の救済者になりたい、と思い、他方、うつの段階では自分が世界中で一番不幸である、と不平をいう。偏執症においては注目の中心に立とうと努力するだけではなく、実際、既にそうなっていると考える。個人心理学は、優越性の目標は、人が他人への関心を一切捨て、しかも自分自身の道理や理解への関心をも捨てた時に、このような高みに固定されるということを示してきた。さらに、目標の高さは今や困難として人の前に立ちはだかるほどなので、コモンセンスは困難を解決できないという意味で役に立たなくなっている。

個人が抱くこのような優越性の目標は、現実へのアプローチを妨げる。現実がその人に、現実的な、あるいは、魅惑的でさえある行動の可能性を提示すればするほど、不適応な人が現実を避けようとする努力も大きいものとなる。優越「感」もそれに比例して増すからである。結果は、そしてこのような人生の線の頂点は、もちろん、病院の中で完全に孤立することである。

おそらくもっとも大胆な優越性の目標は、共同体感覚と精神のコントロールが顕著に欠如しているような完全麻痺のケースに見ることができる。しかし、皇帝妄想のケースのすべては、共同体感覚の欠如と同じ、神であろうとする目標を示している。その上――そして、これはわれわれの発見と一致しているのであるが――常にはなはだしい臆病がある。同様に、殺人者や他の犯罪者のように他者の痛みについての著しい無神経さや、他者の人生に対する軽視が見られる時は、必ずそのような発達を準備してきたものが存在する。彼〔女〕らは、人生の有用でない面で安心を見出すために臆病に駆り立てられ、故意に共同体感覚の限界を突破するのである。殺人者は皆自分が英雄であるという考えに酔いしれている臆病者である。このような傾向についての真の心理学が人類すべてに説明されなければならず、このように教えることが「一時的な犯罪の急激な増加」を防止するのに大いに貢献するだろう。犯罪者は、犯罪は少なくとも勇気ある行為であるとする一般的な迷信から刺激を受けているからである。しかし、実際には、もっとも大胆な犯罪も恐怖に深く根ざしているのである。

犯罪傾向の発達は有用でないスポーツと共通するものがある。記録を破りたいという欲求はしばしば明白で、犯罪へのもっとも大きな誘因の一つは、法律と警察を出し抜くということである。これは人生の有用でない面でかなり満足を与える。世界を単独で打ち負かしたという感覚を持つことができるからである。ある統計によると、罰すべき犯罪の約四十パーセントは犯罪者が捕まらず、また、ほとんどすべての犯罪者は発見されることなく犯罪を犯した経験を持っている。警察を愚弄することは、臆病な人には非常に魅惑的なのである。

個人的な優越性の目標は、必ず人生の課題のうちの一つを調和を乱した形で拡大する。その場合、人が抱く成功の理想は、不自然な形で、社会的な名声、仕事上の成功、あるいは、性的な征服へと限られる。そこで現れてくるのは、闘う嫉妬深い立身出世第一主義者、他のすべての人を犠牲にして自分の利益を広げていこうとする仕事の実力者、さらに、自称ドンファンである恋の不義者である。どの人も人生の調和をかき乱し、多くの必要な要求を満たさないままにし、狭い行動領域においてさらにいっそう狂気じみた追求をすることで補償しようとする。

性倒錯の領域においては、純粋に仮想的な形で表明される目標が見られる。これは支配の欲求が性的な刺激に結びついているサディスティックなタイプにおいてとりわけ顕著である。これに加えてわれわれは、マゾヒスティックなケースの症状が個人的な優越性の目標によっても支配されていることを証明したが、それは倒錯の精神的な構造を理解する上で顕著な前進だった。さらに、マゾヒストは行動だけでなく空想においても、利己的な傾向があることが認められた。マゾヒスティックな態度は、次のようなことを表している。「私はあなたの魅力に支配されない。あなたは、私があなたにさせようと思うことをしなければならない」。これが意味している傾向は、サディズムにおいてより完全な形で表現されるが、サディストの要求は明らかにマゾヒストの「いじめられる要求」よりも強要するのが困難である。しかしマゾヒスティックな行動とサディスティックな行動の混合を示す人もいる。

大抵のマゾヒスティックな人の目的は、愛と結婚から逃れることであることを私は見てきた。敗北の危険を冒すほどには強くはないからである。そのような人は、不名誉な手段を使ったとしても、敗北を避けることを優越性の目標であるかのように感じる。マゾヒスティックな傾向を使って異性のふさわしい人をすべて排除することができるのである。私が同性愛を治療したケースにおいては、患者は売春婦とマゾヒスティックな関係を持つところまでいっていた。同性愛によって彼は「すべての」女性を排除したのであり、マゾヒズムの時期にはすべての「立派な」女性を排除したのである。

同様に、マゾヒスティックな空想にふける少女の間に、しばしば禁欲という形で優越性の目標を見ることがある。愛と結婚を拷問であるとしか考えていない人にとっては、この禁欲の空想がそれ自体マゾヒスティックな傾向と一致した満足なのである。身体的なものであれ、精神的なものであれ、マスターベーションにおいては、ある種の一貫性が常に明らかである。マスターベーションは孤立した人にふさわしい性的態度である。正しく解釈すれば、性的なパートナーシップを排除したいという欲求である。このようなケースにおいては、患者は常にパートナーを彼〔女〕の屈辱を創り出すものと見なす傾向がある。そしてこの考えは現実においては隠されているが、空想において表現されるのである。

優越感を得る一つの方法は、他の人をいらだたせることである。ケースによって様々であるが、親や教師、夫や妻は、多かれ少なかれ微妙に疲弊し、ついには怒り出し、攻撃したり、罰し始める。多くの子どもたちにとっては自分が他の人よりも力があることを証明することは大きな満足であり、望んだ応答を引き出したら、多くの場合、手を引く。さらにもっと反社会的であるのは、他者を害することによって優越性の目標を得ることである。そのような場合、たとえその証拠がささいなものであっても、それが他者を不利に陥れる類のものであれば、悪意でもって評価される。例えば、国籍の違い、生活水準、女性の場合であれば高年齢、さらには赤毛や目立った鼻や歯といった常人とは異なる特徴である。実際のものであれ、負わせられたものであれ、こうした他者の不利な立場のすべてを、神経症的な劣等感は貪るように食べるのである。あたかも別のところにさらに大きな空虚を考えることでそれ自身の空虚さを充たすことができるかのようにである。もちろん、このような活動によって、劣等感は攻撃された人の中にも引き起こされるかもしれない。

人が抱く目標の高さは、覚醒時に率直に現れてくる。空想の中で、金持ちや皇帝、あるいは先駆者になりたいという願望は、想像上の満足を見出す。このような想像はどんなものであれ、患者自身の人生の線における優越性のイメージである。

このような想像の中に、共同体感覚がどの程度のものであるかが表される。例えば、命を救うこと、逃げた馬を止めること、溺れている人を救うという空想は、虐待したり、虐待されるというイメージよりも社会的な傾向を示している。子どもたちの間でよくあるのは、本当は自分は親の子どもではないという空想である。それは何らかの理由で自分自身の親に満足していないことを示しており、そのため自分が高貴な親の隠し子であると信じるようになるのである。空想のこのような傾向は、神話と伝説においては、英雄は必ず神や半神半人の息子や娘であるか、少なくとも、誰も知らないが、王の血統であり、大きな権力と地所の継承者であるという事実によって、群集心理学に示されている。

現実からの二重の逃避

真のサディスティックな、あるいは、マゾヒスティックな性格の白昼夢は、夢を見る人が行為者ではなく、観察者としてだけ参加するような夢に現れる。即ち、征服者の権力を見るのを楽しむこと、あるいは、自分自身の感情を弱い人の感情と同一視することである。このように身代わりになって満足するという夢は、もちろん、現実から二重に隔たることであり、勇気がいっそう欠如していることを示している。これが赤面恐怖症の三十二歳の男性のケースだった。どこにいても人は自分を見ないわけにはいかない、と信じていた。そこで、いつも顔を赤らめていた。背が低く斜視だった。その上、足が不自由で、一方の足が短かったのである。母親に甘やかされていたが、兄弟姉妹は彼を嫌い、押さえつけた。そこで、学校に上がると、級友に対しても誤った態度を取るようになったが、自分が優れているということをスポーツに秀でることで維持しようとした。しかし、それでも皆が十分彼を注目し続けるということはなかった。そこで、他の人の同情を喚起することで補おうとした。このことも彼を満足させなくなると、道化をつとめたり、ばかなまねをすることで自分に注意を引きつけるようにした。ついには、望んでいた高い評価を得ることをあきらめ、交友からも愛からも逃げようとした。人に会うところではどこでも、通り、レストラン、あるいは、劇場でも、ひどく緊張した。そして、血管運動神経タイプなので、赤面し恐怖を感じることで緊張を表現した。同時に、すべての警官が容疑者として自分を見ているという誇大妄想的な恐怖を感じた。これらの症状のすべての結果、彼は孤立し、軽い臨時雇いの仕事にしか就くことができなかった。

この人の今問題にしている白昼夢は、もっぱら性的な空想だった。彼の性生活は、当然のことながら、マスターベーションだった。空想において彼が性的な課題の解決から大きな距離を取っていたことは、少年たちが互いを叩き合い、しかも彼自身はただ「ほほえんでいる第三者」であるというイメージを心に描いていることに表現されていた。

最後の手段として、仕事に専心しようとしたが、自分が評価されていないことを知ると、別の誇大妄想的な空想をするようになった。仲間が皆自分に陰謀を企てている、と考えたのである。仕事を辞め入院したが、そこで彼に大いに同情する女性に出会った。これまでのところ人生のすべての課題から退いていたが、今や愛の課題において前進するよう駆り立てられている、と感じた。しかし自分は能力がなく、勇気がないという昔ながらの感情が残った。彼は人生の苦闘の観察者として自分の立場をずっと前から固定していた。今やこの立場に挑戦する状況が生じた。そこで、ある日、ピストルで自殺したのである。

ふくれた赤い蛙

赤毛は時に劣等感の十分な根拠と見なされることがある。それが神経症を創り出すのにどんな役割を果たすかは、次のケースに例証される。四十五歳の男性が、心臓の苦しみを訴えた。最初は器質性疾患と診断されたが、後に神経症的障害と診断された。子どもの頃、母親に非常に甘やかされた。友人を支配しようとするので、友人には人気がなかった。そこで友人たちはいつも「赤毛」のことで彼をからかった。社交的ではなかったので、友人がいなかったが、学校の成績は非常に優秀だった。

後に、二年間、精神分析を受けた。彼を治療した医師は、自分の患者の一人と結婚するよう助言した。しかし共同体感覚を欠いていたので、当然のことながら、結婚はうまくいかなかった。彼は不条理な仕方で妻を支配しようとした。妻がどんな仕方であれ抵抗した時、彼は非常に緊張し、脈拍は一分間に百五十まで増えた。

このような心臓のトラブルは空気を呑みこむことから起こることがある。この習慣はまた喘息、胃のトラブル、中耳炎、さらに想像妊娠とも関係がある。通常、患者はそのことについて何も知らない。私の経験では、しばしば睡眠中に起こる。早朝嘔吐、特に、ヒステリー性の嘔吐において疑われるべきである。空気を呑みこむことは、自分が能力がないと誇張して考えて非常に精神的に緊張する時に起こる。おそらく、人間の本性に深く根差した傾向によるものである。試験の間や恋愛中のような危機の時に、非常によく起こる。

空気を呑みこむことがこのケースにおいても問題だった。そのことの精神的なメカニズムを説明すると、彼は「空気で膨れ上がった赤い蛙」の夢を見た。患者の注意が、自分のケースの真の一貫性からいかに容易に逸らされるかを見るのは興味深いことである。彼はこの夢をあたかも、理解できない神秘であるかのように扱った。私はこの夢を解釈して、このように説明した。彼は眠っている間は、自分が何をしているかを完璧に理解しており、この夢は「私はあの赤い蛙に似ている。私と同じ異常な発色に苦しみ、実際よりも自分を大きく見せようと自分を膨らませているのだ」という意味である、と。しかし、私の説明を批判したので、彼が理解したくなかったことは明らかだった。

いとこと結婚したかった男性

男性的抗議は、しばしば、もっとも崇高なる優越性の目標に見られる。四十歳の男性が、精神的に苛立った状態で私のところにきた。制御できない発作のように、いとこと結婚するよう駆り立てられる、と感じたからである。近い親戚と結婚することは、実際にであれ、空想においてであれ、一般に、異性を恐れていることを示している。近親相姦は、勇気のある血液の混合を要求するコモンセンスの対極に位置しているからである。近親相姦的な傾向は、臆病さと社会的に不適格だという感覚に遡ることができる。この患者は、いつも愛と結婚への衝動に抵抗していた。遊びに出かけることや肉を食べることのような様々な満足を我慢していた（最近、菜食主義者になった）。純潔がもっとも重要であると考えていた。そこで事務所で女性の顧客と取り引きしなければならない時は当惑した。彼は第一子だった。弟に王座を奪われたことを恨みに思っていた。母親に軽視され背景へと押しやられたとも感じていた。そのため父親の方に傾いていた。母親への批判、そして、後にはすべての女性への批判は痛烈なものだった。彼の早期回想は次のようなものだった。「四歳の時、引越しをしました。新しい家の近くで見知らぬ女の人に会いました。私はその人を溝に落とそうとしました」。彼はまた、祖母への感情が非常に敵対的なものであることを思い出した。

この人は今や結婚するのが当然の年齢になった。そこで結婚しなければならないと考えたのであるが、普通の仕方ではなく、一種のその場しのぎの手段としていとこと結婚することを求めたのである。同時に彼の無責任と突然の後悔は、すべての計画の中で何か深いものを示している。彼が実際望んだのは、生きている限り、女性には近づかないという深い警告を自分に与えることだった。そこで彼は警告となる幕間を脚色した。その中での私の役割は、当然のことながら、彼に結婚しないように助言し、そして彼が結婚したいと願うことは神経症的な表現であると話す、賢明なカウンセラーだった。

嫉妬は優越性の関係を確立するためにきわめて頻繁に用いられる。嫉妬するパートナーは相手の行動のためのルールを制定する。そして力ずくで道徳的に非難することで従わせる。このような行動が向けられる人は、そのためにパートナーの地位から不名誉な従者の地位へと格下げされる。そのことで嫉妬している人は相対的に優越感を得ることができるのである。嫉妬は、また偏執症とアルコール依存症との関連で見出される。その使い方は根本的には同じである。どちらの場合も自信の深刻な欠如が、患者に性的なパートナーを想像上で虐待することで優越性を追求させる。しばしばいわれるように、これらのケースにおいて、アルコール依存症がインポテンツを引き起こすというのは本当ではない。これらの現象においては、アルコール依存症、インポテンツ、嫉妬は、社会適応、勇気、自信の欠如を補償しようとする有用でない優越性の追求として同格のものである。そして、全体として、次第に強まっていく利己的な態度を示している。

六十歳で嫉妬した女性

人生の遅い時期に始まる真性の偏執症は、時には嫉妬を生み出すが、実はその嫉妬は、無力な状態を補償するために創り出される妄想である。適例はかつて非常に裕福で贅沢の限りを尽くしたが、後には非常に貧しくなった女性のケースである。彼女の二人の結婚した娘が彼女と夫を援助し、二人が慣れていた贅沢をさせていた。しかし、彼女は見捨てられたと感じており、新しい境遇に自分を適応させることができなかった。贅沢と力にあまりに慣れていたからである。娘たちは、自分の家族のことで手いっぱいだったので彼女にはほとんど注意を払わなかった。そこで彼女に残されたのは夫だけであり、夫に彼女が失ったもののすべての補償を見出そうとした。当然のことながら、彼がこのような地位を受け入れることは不可能だった。夫が全面的に服従し隷属しても、そのことは彼女が必要とした個人的な優越感を維持するには不足していた。そして、彼が彼女に屈することは彼女の要求にははるかに及ばなかった。このことが彼女の傷ついた尊厳をさらに強めた。そして夫は七十歳、彼女は六十歳だったが、彼女の優越感を強化しようとして夫の不誠実を批判した。家には住み込みの女中がいた。妻は夫がこの少女に親切であることを情を通じていることのサインであると解した。その時以来、昼と夜に彼女が家の中で聞くすべての音はこの信念を確証するものである、と思い込むようになった。女中はついに去り、他の街に移り住んだ。しかし患者は、もう近くにはいないことを納得できず、夜に彼女がドアをノックするのを聞いた、と信じた。そして、新聞広告を使って夫と連絡を取っているのではないか、と疑った。

なぜ嫉妬が生じたかを理解するのは、困難なことではない。夫と娘の彼女に対する態度は、彼女が彼らの注目の中心になるようになってから変った。今や現実に絶望したが、同じ優越性の目標を依然持っていたのである。そして、このように嫉妬して非難の態度を取ることで、状況を彼女の個人的な特権のまわりで回転させることを可能にしたのである。

神経症的な心臓と嫉妬

しかし、患者が少しの間も嫉妬している事実を認めることなく嫉妬しているケースはたくさんある。これはおそらく嫉妬はそれ自体として劣等感であると考えられており、意識的な自己評価とは相容れないからである。

ある患者が心臓の痛みを訴えた。この痛みは時折起こり、特に不満を感じた時に痛みを感じた。結婚してほとんど二十年で、この結婚は非常に幸福なものであるとされていた。夫は、身体は弱かったが、優しい人で、一人っ子の長じた娘がおり、非常によい状況で暮らしていた。患者が心臓に痛みを感じるようになって一年になったが、痛みは胸から両腕にまで広がり、狭心症が疑われた。しかし、器質的な症状は認められなかったので、そして、苦痛はいつも精神的な障害の後に起こったので、偽狭心症という診断は正当なものだった。これらの症状が現れる少し前に、彼女は足に特異な痛みを感じた。縛られているかのようで動かすことができなかったのである。足の痛みは非常に苦痛であるといい、数分間続き、嘔吐で終わるということだった。詳しくたずねると、苦痛は胸骨部から喉に達し、頻繁に起こる嘔吐と鼓腸と時折起こる中耳炎と関係があるという事実が明らかになった。このような症状の合併がある時、私は医師に呑気症を探すように勧めたものである。この状態は、今のケースでは患者と話している間に観察することができた。

この患者は私のところに外国からきた。ウィーンに到着した後、彼女の夫はしばらくベルリンで過ごすために彼女のもとを去った。夫が出発した夜、彼女は眠れなかった。眠れずに横になっている時にどんなことが心に浮かぶかとたずねると、「夫がベルリンからどれくらい遠くにいるか考えていました」と答えた。この発言で、彼女は絶えず夫がどこにいるか考えており、そして何をしているかと考えていることがわかった。彼女の結婚が幸運なものであったという事実がいっそう油断なく見張りをさせるようにした。このような状態は嫉妬深い恐れの実り多い根拠である。特にこの人のような野心的な女性がそうであることがわかる。

二晩経つと彼女は次のような夢を語った。「ある人が私に、足が不自由で歩けない小牛を見せてくれました。この人が私に小牛を殺すように命令しました」。歩けないということは、彼女自身の症状を暗示している。自分をこの小牛に同一視していると考えるのは正当である。この関連でいえば、小牛を殺すことは自殺を意味していた。おそらくこのケースでは喉を切ることによる自殺であるが、足が不自由であることにはそれ以上の意味があった。この点で彼女が私に、彼女の夫の友人が淋菌性の関節炎による膝の強直症にかかっていると語ってくれたことが助けになった。

梅毒の恐れ

傷心の嫉妬がいかに神経症的な目標のために使われるかは、次の広場恐怖症の三十八歳の男性のケースが例証となる。かなり知的な人だったが、この弱点が仕事も対人関係も阻んでいた。婚約していた女性が彼を裏切った時の失望に続いて神経症になった。そこで彼は不幸な出来事を忘れるように地方に行って、いい職に就くよう助言された。実際そのようにしたが、数日働いた後初めて不安発作があり、死ぬほどの恐怖を感じ、急いで母親のもとに戻り、その時から私と会う時まで一緒に暮らしていた。彼は、最初の不安発作の数日前に、ずっと梅毒のことを考えており、いかに容易にそれに感染するか考えていた、といった。このことは、すべての女性から距離を取り、母親に世話をしてもらってだけ生きるための自己準備であると理解しなければならない。彼の行動は甘やかされた子どもの行動だった。即ち、すぐに世界から逃避し、母親と一緒にいる時だけ安全を確信するのである。彼の早期回想は、彼のライフプランの要約といえるものだった。「四歳の時、私は母と一緒に部屋にいました。窓から外を見て、通りで働いている人を見ていたのを覚えています」。この記憶の断片は、異常なまでに保護された地位を必要としており、「他の人がいかに働いているか」見ることに関心がある（彼は近視だった）ことを伝えている。母親と一緒にいて、他の人が働いているのを見ることは、彼が緊張と不安から逃避できる唯一の手段だった。彼は治癒した時、室内装飾を仕事として始めた。

男性の役割の忌避

早期回想は、しばしば、性的な態度がどのように築きあげられてきたかということの重要なヒントを与える。このことは、次の甘やかされた十四歳の少年のケースに例証される。彼は人生に対して非常に期待する態度を取っていた。泳ぐのを初めとして運動が苦手で、勉強したくなく、何も学びたくはなかった。特に数学を学びたくなかったのであるが、数学は、しばしば、このようなタイプの人にとっては主たる困難な科目である。おそらくは、問題に取り組む際に自立した応用の力を必要とするからである。彼は彼の最善の伴侶である母親に、最近、プールやその他の場所で男性の筋肉を見ると性的な興奮を感じる、と打ち明けた。彼が思い出すことができたもっとも早期の経験は、母親と一緒に外出したことだった。その時、彼の金髪の巻き毛を見て人はしばしば「なんてかわいい女の子なんだろう！」といった。しかし女の子になりたいかとたずねられると、きっぱりと否定した。意識的な判断では女性になるより男性になる方がよかったのであるが、実際にはすべてのものをもっと容易に手に入れたかったので、本能的に男性の役割をするのに必要な準備を忌避した。そして、彼の目標はいい寄られる少女であるかのように注目を得ることだった。このことは彼は見た目がかわいいので可能であるように見えた。しかし、他の仕方では成功するのは困難で疑わしいように見え、そこで怠惰と無能力に逃げた。このようなライフスタイルは相対的な力、あるいは、支配権を実際に患者に与えるということをはっきりと理解しなければならない。それは支配できないあらゆる状況の忌避を伴う。この少年が雷を恐れたとしても驚くには及ばない。雷は制御したり、コントロールできないものの最上の例なのである。第二子と末子が高貴な野心を持っていたので、この少年は明らかに敗北し、男性としての十分な成功を収めることはできないと考えるようになったのである。それゆえ、愛され崇拝されることで受け身的に支配するという同性愛の目標を持つ試みをしたのである。

マゾヒスティックな空想をする少女

患者が夢や空想や早期回想の中で自分がはるかに優越していることを語る時、その人のライフスタイルの一部が明らかになる場合がある。二十歳の女性がある時私にこういった。「古い、そしてもちろん想像上の記憶があります。私はかつて雲の上高くいました」。彼女は非常にかわいい少女で父親に甘やかされた。父親は彼女が十四歳の時に自殺した。既に見たように、父親に依存することはいつも次善の選択肢であり、母親に満足していないことを示している。そこで私はこの患者には妹がいるのではないか、と予想した。彼女は父親が亡くなってから容姿が変わった。器量が悪くなったのである。今や妹の方が彼女よりも魅力的だった。母親はしばらくの間病気だった兄の世話にかかりっきりだった。そこでこの甘やかされた少女を甘やかす人は誰もいなくなったので注目を得るために闘いを始めた。特に兄が彼女に敵対的だったからである。この頃ひどいショックを経験した。ある日学校からの帰りに、横を通った男性が彼女に性器を見せつけたのである。恐怖で叫びながら家に走って帰った。

このような露出症の人に出会うという経験は、一般に知られているよりもよくあることである。非常に臆病なので、セックスという人生の課題を真に解決することができず、安心や代償を求めてセクシュアリティを部分的に表明することに終わる人がたくさんいる。視覚タイプであり、視覚が他のものへと向けられていなければ、窃視者や露出症者になる。このような人が臆病であることは、通常、子どもに近づくという事実から確かめることができる。

私の患者が露出症者からショックを受けたことが広場恐怖症の始まりだった。しかし、父親との最初の関係のように、人生の性的でない面で一番の位置を占めようとしていることを理解しなければならない。彼女の野心の高さは、早期回想に示されている。しかし、母親が彼女を無視しただけでなく、妹が彼女をしのぎ、兄が彼女を抑圧したということから野心はいっそう神経症的に高められた。このような個人的な優越性の目標は、愛と結婚によって危険にさらされており、当然、愛と結婚の可能性を排除しようとしていた。彼女は実際のセクシュアリティの最初の経験を、性生活を公然と排斥することを正当化するために利用した。彼女は白昼夢を使って、この態度を取るべく自分を訓練していたことがわかった。この白昼夢は同じ考えで彼女を酔わせることになっていた。何度も繰り返し浮かんだ白昼夢のうちの一つで、特に性的な感情を持った時、兄に似ている男性が彼女を押し倒し、彼女につばを吐くという空想をした。この夢に彼女は満足を感じた。

私の経験では、このようなマゾヒスティックな空想に、少女がよくふけるものである。その意味は、征服されたいという傾向を示していると解釈され、女性の特色であるとされる。しかし、そうではなくて、このような白昼夢は、根本的には単純だが服従とは反対の欲求、即ち、敗北し辱められるという可能性を持った性的現実を排除するという欲求を充足しようとするものなのである。空想は、感覚的な必要を満足させると同時に、愛に対する抵抗を生じさせることがわかる。まず、空想の中で満たされるということは、自分に「実際の性的な関係を持つことは必要ではない」と教えることだからであり、次に、敗北の想像（この場合は彼女のことを嫌っていた兄による辱め）が交じった満足は、実際の経験はまったく嫌悪すべきものだということを教えるからである。かくて空想は、一種の祈りのような適切な瞑想になる。その瞑想において個人の魂は、まず、他者への関心を失うこと、第二に、結婚から逃避することを熱心に願うように自らを訓練する。マゾヒズムが実際にマゾヒスティックな関係を築く試みに表現される時にも、目的は根本的には同じである。正常な行動と自然な状態から大きく距離を取るということである。

したがって、マゾヒスティックな空想が服従の欲求を示しているという考えほど真理からほど遠いものはない。この私の患者は、支配できる人を見つけるためにまわりを見渡していた。そして従順な奴隷にするべく妹に目をつけた。そしてついにあらゆることにおいて彼女に同伴するよう説き伏せた。彼女の神経衰弱は、わずかであれ実際に支配されることに耐えられないことを示している。仕事に就いて雇い主から書取をするように命じられた時、彼女にはそうすることができなかった。

第十章　職業の選択と眠る時の姿勢

早期回想は、既に見たように、しばしば危険の観念と結びついているのであるが、それに劣らず頻繁に見られるのは病気と死の深い印象に関わっている場合である。これらの出来事の最初の印象がとりわけ危険と恐れに結びついている時、劣等感で子どもを抑圧することを理解するのは容易なことである。おそらく、人間だけが人生の運命の中に死があるということを意識している。そしてこの意識だけが人類が自然にひどく圧倒されているという感覚を与えるのに十分である。子どもが幼い時にぞんざいな仕方で死と接触するとライフスタイルの全体が、その死の印象によって形作られることになるかもしれない。このような場合、生に対する死の重要性は必ず過大評価されることになり、その子どもの行動や反応は、いかにしてこうした抑圧的な考えから救われるか、あるいは、それを補償できるかということに向けられることがわかる。子どもたちは死に対する闘いの中で様々な策略を採用する。死を思い出させる可能性のあるものをすべて避け、ダチョウのような逃げ方をする子どももいれば、実際の恐怖を意識から閉め出すために、不安を創り出す子どももいる。また、積極的な子どもは自分を守り武装することで死を征服する。これらすべてにおいて、いわゆる自己保存の本能は通常よりも明らかである。

死と闘って確実に勝つ方法が二つある。一つは子どもを生み育てることで種を保存することである。このようにして個人の運命を征服しようと闘う時、もっとも強い本能が同盟かもしれない。そして心の関心は社会と人類の未来の方へと向けて刺激されるかもしれない。死の恐怖のこのような常識的な補償は、当然愛についてのもっとも健康な考えを含み、あらゆる倒錯を排除することを意味する。第二の方法は、より個人的な野心にふさわしいものであるが、未来の生活に影響を与えるように生きることである。このことが芸術と科学において永続する業績を達成した多くの偉人の支配的な動機であり、詩人の人生においてもっとも明らかな目的である。出産においても、人類の文化の進歩においても、死を征服するという精神的な努力が主要な役割を果たす。

多くの詩人と哲学者の仕事が主として死を征服しようとする欲求によって動機づけられているという事実は、彼〔女〕らの考察における死の力に示されている。ホラティウス(1)の「私は青銅よりも不朽の記念碑を築き終えた」という言葉、また、ハイネ(2)の「私はライン川のほとりのデッセルドルフのものいわぬ石の上には立たないだろう」という言葉に死の力を見ることができる。トルストイは次のように書いている。「どんな状況であれどうふるまっていいかわからないのであれば、次のように自分に問う。もし私が明日死ぬのであればどうしようか」

幼い頃の死の恐れは、悪しき優越性の追求を喚起することがある。それは人を有能にするが、有用でないということよりもさらに悪いことがある。私が先に少し言及した十五歳の少年は姉の死に強い印象を受け、しばしば死について語った。何になりたいかとたずねた時、私は彼が「医師になりたい」と答えると思っていたのであるが、彼の答えは「墓堀人になりたい。埋葬される人になりたくないから。他の人を埋葬したい」というものだった。そこで彼はそのようになった。ただし彼自身のやり方で。商人、競争相手を「葬る」（裏切る、葬り去る）辣腕のビジネスマンになったのである。

死によって強い経験をした子どもたちによく見られるまったく別の生き方がある。彼〔女〕らは早くから医師になり、生き残るためにすべての医学知識を得たい、と思う。ある時、医学学会で私が行なった討論会で、出席していたほとんどすべての人が死、致命的な危険、あるいは家族の他の成員の病気の回想を語った。その時出席していた精神分析家が、医師の経験が類似しているという私の解釈に反対した。その人は自分の早期回想はまったく違うものだ、といいはった。しかし四歳の時、病気の母親に次のように話したのを思い出した。「少し待ってね。大きくなったら一番いい、一番高い薬をみんなお母さんに買ってあげるからね」

これらの三つの補償のすべてに失敗すれば、死の恐怖は魂の不死を信仰することで宗教的な慰めを見出すということがある。これは再生のような複雑な形で、あるいは、より直接にはスピリチュアリズムに現れる。後者は死者の魂は死後も動き、行動し、話すことができるという仮定を価値あるものとすることに基づいている。死を征服する現実的な希望がない時には、この価値は十分認めなければならない。

医師だけでなく、すべての働く人において職業の選択は、精神の原型の主たる関心に徴候が示されている。この関心の発達が具体的に仕事として実現するのは、しばしば長い自己訓練の過程である。この過程の中には様々な物質的可能性に連続して適応していく同じ考えを見ることができる。おもちゃの兵士と遊ぶことに大いに関心があることは、軍隊生活を準備するものかもしれないが、デパートの支配人としての成功への序曲かもしれない。針と糸で縫い物をすることは将来仕立屋になるということを意味するわけでは必ずしもないのである。人形で遊ぶことは結婚と家庭生活へと結実する関心のサインかもしれないし、将来看護師か教師になることのサインかもしれない。

結婚も仕事も自立した行為の力と労働の分業を受け入れる用意を要求する。これらの性質はある程度の共同体感覚と適応がなければ存在することはできない。そして社会適応が欠けていることが明らかになるのは、しばしば職業の選択が必要になる時である。私は子どもの注目が学校時代のかなり早い時期に「私は将来何をしたいのか。なぜそうしたいのか」という問いに向けられるべきであると思う。このようにして引き出された考えは、器官劣等性とあいまって生徒の職業指導の最善の助けとなる。もっとも高度に訓練された関心を探すだけではなく、精神的原型における根源も理解しようとするべきである。能力があると見えるとすれば、子どもが状況の全体に刺激されて自分を訓練した結果なのである。このことは非常に明白に見えるので、適切な訓練と正しい方法が与えられたら誰でも何でもなしとげることができる、と考えていいほどである。

子どもが考え、行動する方法と、その特徴的な認知によって子どもの関心は将来の職業に向けて特定化していく。とはいえ、子どもの全般的な関心は、優越性の目標を実現できるかできないかという感覚によって増えたり減ったりする。成長の過程において子どもはその目標を様々な仕方で達成しようとして失敗するだろうが、子どもはそうした失敗を失意を抱くことなく乗り越えていけるようにならなければならない。われわれの役目は、子どもを意識的なレベルで援助することではなく、魂のレベルで支えることである。社会的な接触がよりよく行われるほど、優越性についての概念は、よりコモンセンスに適った仕方で発達するだろう。

もちろん子どもの優越性についての考えは、非常にしばしば父親を職業において越えたいという欲求によって影響される。そこで父親が小学校の教師であれば、少年は大学教授になりたいと思うかもしれない。通常、職業を変えれば変えるほど、子どもはより現実を認識する。しかしそれぞれの選択において支配、重要性や安全、あるいは、少なくとも困難や敗北から逃れたいとする衝動を見ることができる。子どもは時折自分の将来について新しい像を描く。しかし常に同じライフスタイルの動機に条件づけられている。実際に職業を選択しなければならない時、子どもが長い間近づいてきた現実に直面しなければならない。そしてこの現実は子どもの努力にとって敵対的か、友好的な姿で現れる。今や仕事生活の目標を固定しなければならない。そこで若者は個人的な仕方で仕事を始めることで現実と協定する。どんなにこの職業選択が自由なものであれ、子どもはこの行動の必然に対して「どのように」立ち向かうかを自分自身の世の中の見方に応じて決定する。子どもの結論が完全に正しいと期待することはできない。多かれ少なかれ選択には誤りがつきものである。子どもの仕事についての概念は、その理想的な最終の形では無関係な要素によって歪められる。お金はそういうものの一つである。お金はわれわれの文明では非常に誇張された重要性を持っている。この最終的な形は、また長生きすることや健康、あるいは、社会的な野心への関心によって覆い隠される。あるいは、支配的で批判的な傾向によって歪められる。

勇気をくじかれた子どもには、通常、疑いの、あるいは、絶望的な態度が見られる。あらゆる闘いが、決断しなければならないことからの逃避に向けての動きであることがわかる。このことは非常にしばしば様々な一貫しない選択をすること、そもそも職業の選択をしないこと、空虚な理想、冒険の欠如、あるいは、犯罪傾向に示される。

子どもが成長の過程で行う職業選択のすべてを比較することは価値あることである。全体としてみれば、行動の線と共同体感覚と勇気の程度を明らかにするからである。非常に奇妙で狂信的な選択も無視するべきではない。そのような選択は、子どもたちが現実の要求に対して取ることを準備している態度に隠喩的な仕方で関係しているからである。例えば、ある少年は将来何になりたいかと私が問うと「馬」と答えた。彼はいつも馬の動きとスピードを模倣しようとしていた。赤ん坊の時、彼は心内膜炎になり、長い間ベッドで安静にしていることを余儀なくされた。後に彼は職業の選択を車のエンジニアになることで現実的に表現した。別の七歳の少年も彼の野心を馬になりたいということで象徴化した。理由をたずねると、彼はこういった。「お父さんは病気なんだ。僕は長男だから家族を支えなくてはいけないんだ」

このケースのどちらにおいても系統発生の影響、あるいは性的な動機に空想の原因を探すのはばかげている。最初の少年は動きに関心があった。病気のために動けなかったことで独特の劣等感を持つようになったのである。二人目の少年の馬という考えの使い方はまったく異なったものだった。父親に代わり、父親を越えるにはどうしたら一番よいか考えていた。馬は重荷を荷うものとしての自分の将来の象徴だったのである。十歳の少年にもこのような動物の空想を見たことがある。その少年はバッファローになりたいと思っていて、突進するバッファローを真似た姿勢で家に帰っていた。彼はあばれ者になった。そして歴史上の理想人物はアキレスだった。

身体の姿勢は常に人が目標に向かう方法を示している。真っ直ぐ進む人は勇気があるが、他方、不安に満ちておりためらっている人のライフスタイルは直接的な行動を禁じ、ちょっとした回り道がどの行動にも見られる。手を差し出す仕方からその人が共同体感覚を持っているか、他の人と結びつきたいと思っているかどうかがわかる。完全に正常な握手は非常に稀である。通常、度を過ごしたり、その逆であったり、あるいは、押しつけたり、引き寄せたりする態度を示す。電車の中で横向きにもたれかかる人をよく見る。このような人は支えられたいと思い、他の人が困っているというようなことを考えない。同じような社会的な感覚の欠如は他の人の前で病気をうつすことに無頓着に咳をする人に見ることができる。部屋に入る時に直感的に他の誰からもできるだけ遠くの距離を取ろうとしているように見える人がいる。これらすべてのことは、実際に話をすることによるよりも、人が人生に対して取っている態度をより直接的に明らかにする。

眠っている時に取る姿勢は、昼間の姿勢と運動と同じくらい重要である。非常に小さい子どもは仰向けに手を挙げて眠る。このような姿勢で寝ているのを見れば、健康であると考えることができる。しかしこの姿勢を変え、例えば、腕を下げて寝ていれば、病気にかかっているのでは、と疑うことができる。同様に、大人がある姿勢で眠ることに慣れているが、突然、姿勢を変えれば、その人の精神的態度に何か変化があったと仮定することができる。もちろん、眠っている時の姿勢を決める際に器質的な欠陥が関係している。肺炎や胸膜炎にかかっている人はいつも欠陥のある側を下にして寝るが、なぜそうしているかはわからないこともある。そうする方が呼吸が楽なので無意識でしているのである。心臓のトラブルがある人、あるいは、あると思っている人は、左側を下にして寝ることはできない、と考える。このことに器質的な理由はない。しかし、弱い方をかばわなければならない、と感じているのである。

仰向けになって、身体を気をつけの姿勢をしている兵士のように伸ばして寝ている人がいれば、できるだけ自分を大きく見せたいというサインである。シーツを頭からかぶってハリネズミのように丸くなって寝る人は努力したり勇気がある性格ではなく、おそらく臆病である。そのような人にどうすれば勇気づけることができるかわかるまでは、難しい仕事を与えないように気をつけなければならない。胃を下にして眠る人は頑固であることや消極的であることを示している。

いろいろな病院の患者の眠っている時の姿勢と毎日の報告書を比べて、私は精神的な態度は両方の生活様式、即ち、睡眠時も覚醒時も一貫して表現されているという結論に達した。

眠っている間に少しずつ回転していって目が覚めると頭がベッドの足元に、足が枕の方にあるというような人がいる。このような人は精神的に世界に対して並外れて敵対的な人であり、質問を理解する前にしばしば「いいえ」と答えるという神経症的なタイプである。また、半回転し、頭をマットの端からぶら下がった形で眠る人もいる。そのために頭痛がするが、頭痛は通常次の日の要求から逃れるために使われる。

眠る時に動物のように膝と肘にもたれうずくまった姿勢を取る子どもたちがいると知って私は大いに当惑した。しかしついにこれが隣の部屋で起こっていることを聞くのにもっともいい姿勢であることを発見した。眠っている時にさえ他の人と結びついていたいという欲求を普通以上に持っている子どもがこのような姿勢で寝るのである。そういう子どもは寝る時もドアを開けておきたいと思う。

このようにあらゆる姿勢には目的がある。目が不自由になった男性の治療をしたことがある。それ以来寝ている時も妻に手を握っていてほしいと思い、そのため妻は動くことができなかった。これは専制支配的な傾向を感情的にごまかすことである。妻がそれに反抗すると、夜中に幻覚を起こした。そして、泥棒が彼女を捕らえ、連れ去るという想像をした。この幻覚は彼女を自分の支配下におくという同じ行動の線の延長線上にある。

一晩中動き回ってじっと寝ていない人は満足しておらず、もっと何かをしたいと考えていることを示している。そのことは他の人、通常は母親に見てほしいということのサインかもしれない。子どもが寝ている時に泣くのも同じ理由である。一人ではいたくなくて、注目を得て守られたい、と思うのである。静かに眠る人は人生の課題に対して非常に安定している。そのような人の人生は昼間によく整えられているので夜を休息と気晴らしという適切な目的のために使うことができる。眠っている時も、通常、夢を見ない。

第十一章　臓器言語と夢

患者が、治療はそれ自体として優越性の目標を危うくすると最初に感じる時、治療を始めるのはしばしば困難である。不安神経症の既婚の二十五歳の女性のケースがこのようだった。最初の面接で私の横にある椅子にすわるようにといったところ、部屋の反対側にすわった。

彼女の激しい不安発作は夫の帰宅が遅くなった時に起こった。家族との生活で自分の権利が奪われている、と感じていた。夫は彼女を甘やかした初めての人だったが、今や仕事の都合で以前ほど彼女に献身することができなくなった。今、彼女は夫とだけ結びつき他の人すべてを排除したいと思い、不安神経症を高じることで夫の仕事の邪魔をしていた。他の誰も彼女に何かを要求するということはなく、夫は彼女に従わなければならなかったが、苦しい不安でこの夫の成功に仕返しをした。夫は彼女に私の診察を受けるように説得することができた。

当然のことながら、状況は行き詰まっていた。私のところに来る前、彼女は私を危険な存在であると感じていた。そして、その態度を椅子をめぐる行動で象徴化した。私が彼女の神経症を治してしまったら、夫に対抗する武器を持たないことになるからである。

あまりに批判的な強迫神経症の主婦

もう一つ、既婚女性のケースである。この女性は非常に競争的な家庭の末子だった。家族の中で劣った成員として非難され、いじめられた。少女時代は、他の人は正しくないということを証明する以外に、この不幸な地位を補償するすべがなかった。この習慣のために、彼女は「裁判官」というニックネームを得た。

結婚したのは結婚している姉たちと対等になるためだった。夫を愛してはいなかったが、幸福な結婚ができることを証明できなければ軽蔑される、と恐れていたのである。しかし、子どもが三人できたのだが、姉たちと対等であると感じることができず、社会に対して、無作法であること、傲慢であること、批判することで自分を守ろうとした。このような行動はしばしば失望に対する神経症的な防衛手段に他ならない。これを遺伝された精神病的状態の結果であると呼ぶのは完全に間違った判断である。

彼女は家事では一番上の姉と対等になれない、と確信していた。夫が結婚した最初の頃、姉と同じくらいきちんとしているかとたずねたのは間違いだった。このことは彼女の感じやすい面に触れた。それ以来家事を避けたい、あるいは、少なくとも、酌量すべき事情がある時には拒否したいと思うようになった。一種の強迫神経症が現れた。リネンと洗濯に専心するようになり、ついにはそのきちょうめんさがわずらわしく、時間の無駄になるまでに至った。このため彼女は他のことをする時間がなくなり、結婚がうまくいかなくなっても口実ができた。

彼女には、神経症者がよく用いるもう一つの手段を持っていた。他の人をイエス・キリストに似ているか、似ていないか、ということで判断していたのである。そこで誰であれ最初は賞賛するのだが、欠点を見つけ、その人の性格がキリストに似ていないと証明し、簡単に見捨てた。彼女はこの防衛を治療のために行く多くの医師に対して行い、彼らの努力を挫折させた。彼女のライフスタイルは、もしも自分のことを理解されたなら、末子という劣った地位へと「戻される」という感情に基づいたものだったからである。それゆえ､彼女は医師の方が間違っているということを証明しなければならず、いつも医師の意見を出し抜こうとし、絶え間なく苦しめ非難した。それで医師は話すこともできず、診察の時間は空しく過ぎていった。

様々なケースにおいて既に見たように臓器の機能はライフスタイルに支配されている。このことは特に肺、心臓、胃、排泄器官、性器に当てはまる。これらの機能の障害は人が目標を達成するために取っている方向を表現している。このような障害を私は「臓器言語」と呼んできた。臓器は分割できない個人の全体の意図を表現豊かに明らかにする。

性器の言語は特に表情が豊かであり、患者を頻繁に医師のところに行かせる。ケースはそれぞれ特色があるが、しかし事実上すべてのケースにおいて患者は性的機能障害によって、人生の三つの課題を前にして止まっていること、ためらい、あるいは、逃避していることを表現している。患者の性的な不満足が何であれ、現実の課題から逃避するものや、正常な表現のために残されている以外のものは排除されなければならない。このようにして様々な形のインポテンツは、他者との関係の訓練を欠いているか、訓練したくないというよくある根拠へと遡ることができる。このことは、性的な症状を一時的に考慮せずにおいて、患者の対人関係の性格を考察すればいつも証明することができる。この特別の機能の障害について私が知っているケースの大部分は、結婚の課題に直面している患者に関係している。早漏は個々の意味は異なるが、それが利己的な性格、無力感の徴候であるということを見てきた。そして社会適応がきわめて不十分なのである。射精できないことは子どもを持つことを恐れる利己的な人に見られる。通常、ライバルが現れることを恐れるからである。

個人心理学を少しでも学んだ人は誰も、道徳的態度を取ることで事態を改善できるかのように、私が使ったような言葉で患者を厳しく批判してこのようなケースを治療しようとはしないだろう。患者を、話を聞いてみたい、理解したいという気持ちにさせなくてはならない。そうすることによってのみ、患者は理解したことを活かすようになるのである。

女性の場合は、同じ臓器言語は、膣痙として現れる。これは男性を避けることであり、特定の男性か、あるいは、男性一般を避けることを意味する他の精神的な症状を伴う。このように積極的に避けることに加えて、不感症、及びセックスの際に何もしないという受動的な性的排除がある。このような機能の欠如は、セックスはあたかも男性のことであるかのように、女性の心がそこにあらずという考えを反映している。不感症のすべてのケースにおいて、女性が女性の役割について辱められ、権利を奪われているものと感じているということを私は見てきた。このことを正確に、性生活から離れて確かめることは重要なことである。

少女の父親への復讐

非常に甘やかされた野心のある少女は、性的な関係において容易に自信を失う。私が治療した非常に美しい少女のケースがそうだった。家族の末子で、皆に、とりわけ父親に甘やかされた。ただし、父親が甘やかしたのは再婚するまでで、この父の再婚が彼女の自信を傷つけた。継母が子どもと反感を引き起こすことなく関係を築くことは非常に困難である。他の人が同じ経験をしているかは私にはわからないが、このようなケースで大きなトラブルを起こすのは少女であり、もし機会があれば、復讐するかのように、自由な性関係を始めることを見てきた。状況が困難であると感じるほどに知的で感受性があれば、どちらの側も愛していないことを意識しており、しばしば不感症になり、結婚することを回避する。これが私の患者のケースだった。セックスに対する否定的なことのすべてを数え上げれば、そもそもなぜこの少女が性関係を続けたかたずねるのがいいだろう。彼女には父親に見捨てられたという記憶、恋人が父親のようには彼女を甘やかさなかったという経験、そして、これらに加えて、愛において身体的な満足などなかったのに図らずも妊娠し、中絶するというぞっとする経験があった。これらの不利な点のすべてに対しては、父親に密かに恨みを持つしかなかった。

人はこのように結婚を排除し、対人関係や仕事に適応できないという不満足なライフスタイルに落ち着くことはない。このような場合起こるのは絶え間ない緊張であり、現れるあらゆる現実の課題を前にして深刻になる。これは、しばしば頭痛や疲労という形で現れる。

私の患者は次のような夢を見た。「イエス・キリストが私に現れ、一緒に天国に行こうと誘いました。天国での私の仕事は他のすべての人を喜ばすことだ、とイエスはいうのです。もしもこの誘いに応じなければ、地獄に行くことになっていました。そこで私は天国に行ったのですが、そこで私はアナトール・フランス[1]の風刺文に出てくるようなペンギンに似ている多くの天使を見ました。神様も見ました。神様は髭を剃り、薬局の広告に出てくる男の人のように見え、動き回っていました。私は大いに絶望し、立ち去りたいと思いました」

この夢は少女の全般的な線に関係づけなければ、解釈するのは困難である。実際、彼女の生育歴とそこに関係する行動の道筋、いつも自分を酔わせる感情的な考えが何であったかを判断できるのでなければ、何一つ理解することはできない。それは父親への復讐によって動機づけられた、徳を排斥し、悪徳につくという考え方だった。夢は患者がしている他のすべてのことと一致していることを理解すれば、さらに次のように解釈できる。即ち、「他の人を喜ばせる」ということは、女性の役割を蔑視していることに相当する。彼女は女性の役割は男性を喜ばすことにすぎない、と考えているのである。イエス・キリストは彼女に結婚のプロポーズをした非常に熱心で寛大な男性の最高のシンボルである。彼は彼女にこういった。「あなたを幸せにするために自分を犠牲にしたい」と。天国は、それゆえ、(イエスである)「彼が」彼女に結婚において約束した天国であるわけである。しかし既に見たように、彼女は結婚において敗北することを恐れている。それで結婚生活が魅力的であると思えてはいけないのである。これは高すぎて届かない葡萄はすっぱいのではないか、と疑われなければならないのと同じ原理に基づいている。そこで彼女の夢の中では、小さな村のこの男性は彼女にウィーンの諷刺家であるネストロイの黙想的な雰囲気の中で登場した。ネストロイは次のように書いている。

「男って? 起きて、髭を剃り、また寝るのだ!」

結婚への安全装置としてのうつ

十一人の姉と兄の末子で、したがって野心的な非常に甘やかされた少女も結婚という葡萄をすっぱいものにする別のやり方をした。彼女はセックスの経験は少しあったが、いつも既婚の男性とだけ関係を持った。少女が既婚の男性と関係を始めたとすれば胡散臭く感じられる。困難は明らかに大きく、このような実行不可能な選択を、単純に愛は制御できないということで説明することはできない。このケースにおいては、患者が甘やかされた教育に脅かされており、結婚問題については二人の姉が幸せな結婚生活を送っており、姉たちを越えることができないのではないかと恐れているということはすぐにわかった。彼女はいつもこのことを意識していたが、次々に続く不倫において自分がしていることをあまりよく意識していなかった。恋人の一人が離婚して彼女と結婚したいと思えば、彼女は彼のもとを去った。もちろん落ち込んで少しばかり泣いて……しかしいつもかわいそうな妻、通常、彼女自身の友人なのであるが、その妻のためにしっかりとした態度を取った。うつ状態はすぐに別の関係が始まるとやんだが、とうとう、このような状況での親密な関係を絶った後、うつ状態になり、その状態は何ヶ月も続いた。

この時、彼女は私のところにきた。三十六歳で寡夫である兄と一緒に暮らしていた。兄は彼女を非常に甘やかしていた。しかし一緒に暮らし始めて数ヶ月経つと、兄は再婚の話を出してきた。そして彼女も結婚するべきである、といった。この望ましくない展望を前に、まさに関係を断ち切ろうとする時に、病気は「一石二鳥」の手段だった。兄には彼女の世話をもっとするようにという警告になり、彼女自身には新しいもっと危険なことが起こるという理由で、別の男との関係を始めないという教訓になった。

睡眠は別の種類の覚醒である。もちろん覚醒は睡眠の別の形であるということもできる。実のところ、睡眠と覚醒を理解するためには、心理学的にも生物学的にも、それらが矛盾した状態であるという考えを捨てなければならない。生物学的に見れば、睡眠は有機体の環境との接触の部分的な停止にすぎない。眠っている時、われわれの注意は、ある程度、感じること、聞くこと、考えることを通じて現実との接触を持ち続ける。ベッドの上で動ける限界を知っているので、落ちたりしない。ある種の音を重要なものとして選別し目が覚め、それ以外の音は無視する。決められた時間に目を覚ますことさえできる。睡眠が排除しない活動のすべては、覚醒時にも行われるが、しばしば意識的にではない。

催眠状態も一種の覚醒であるが、睡眠と違うのは睡眠とは異なった種類の活動を排除するところである。催眠にかけられた患者は、最初に催眠をかける人の命令だけを受け入れると同意した後は（そのことを認めようと認めまいが）催眠をかける人が排除したいと思うことは何であれ排除する。そこで催眠は命令に従った睡眠と呼ばれる。催眠を離れても、この命令に従った睡眠は珍しいことではない。催眠状態に入っているのは非常に従順であるということの証拠である。催眠はしばしば医学的な、あるいは、精神的な治療の正当と認められる方法であるが、個人心理学は当然それを回避する。成功する治療の本質は勇気と自己制御を増すことである、と知っているからである。患者は勇気と自己制御を、他の人に委ねることによってではなく、自分で使うことで証明しなければならない。催眠を使った治療の方法にしばしば起こる失敗は、催眠の間の不意の提案によって攻撃された、と患者が復讐するということである。

催眠がある種の症状を除去したり、あるいは緩和することができるという事実には何も驚くべきことはない。もっとも持続的効果はない。既に指摘したように、患者はそうした手法を魔法や宗教という観点から見ているようだが、それ自体は人生によりよく適応することを教えてくれるわけではない。たしかに一時的な症状の軽減をもたらし、卒中、梅毒の後遺症、多発性硬化症のような何らかの器質的な病気を伴う神経症的な症状を減じるのに非常に効果的であるように思える。ルートヴィッヒ・シュタイン(2)が示したように、ほとんどすべての器質性の病気は、必要以上の神経症的な症状を創り出す。

これらの神経症的な合併症は個人心理学の方法によってもっともよく治療することができる。肺炎や心臓病を治すことはできないが、患者を勇気づけることで大いにこれらの状態を軽減することができるのである。

われわれに特有な夢解釈の方法は覚醒時と睡眠時が統一したものであることを認めることに基づいている。これは、夢には常に重要な問題の鍵が含まれており、それは普段目覚めている時には決して気づくことができないというリヒテンベルク(3)とフロイトの貴重な発見――われわれの研究もそのことを確証している――に基づいて、そこから発展させた認識である。しかし夢は単に覚醒時に成就できなかった願望の代替満足ではない。とりわけ、フロイトの「小児性欲」の満足ではなく、ライフスタイル全体の機能であり、過去よりも未来により動的に関連している。これは古代においては夢は歴史的なものではなく、予言的なものと直感的に見なされていた事実である。夢見る人は人生のきたるべき出来事に対して、昼間の現実との接触と論理的思考によっては決して獲得できないある種の感覚と感情を蓄えて、自分の態度と性質を形作る。このようにして、予期される課題において自分自身の優越性の目標を追求する時に自分を支え、課題を自分自身の方法で、しかしコモンセンスの要求には反する形で解決するためにある種の不合理な力を蓄積していくのである。

それゆえ、夢においては覚醒時のライフスタイルが一貫して把握されている時、それに示されている以外の傾向や動きは見ることはできない。われわれは「意識」を「無意識」に対立させない。意識と無意識は個人の存在の二つの敵対する部分とは考えないのである。意識的な生活は、それを理解できなければすぐに無意識になる。他方、無意識の傾向を理解すれば、それは既に意識的なものになるのである。

夢は課題を比喩的に表現することで解決することへの道を開く。そして夢を見るということ自体は、当人がコモンセンスでは課題を解決することができないと感じているということのサインなのである。自分の状況を「隠喩的に」見ることは、一種のそこからの「逃避」である。どんなものであれ実際に行動することを支えるために使われるからである。このことは成功の感覚と感情を創り出す夢にもっともよく例証される。その夢は共同生活の論理に完全に抵抗する一種の酩酊を創り出すからである。当然、夢を見る人は、その夢が何の隠喩なのかはわかってはいない。理解すれば、夢の目的のためには効果的ではないだろう。それは本質的には自己欺瞞であり、自分自身の個人的な目標のためなのである。それゆえ、個人的な目標が現実に一致すればするほど、人は夢を見ることが少なくなる、と予想することができる。勇気のある人はめったに夢を見ない。昼間に十分状況に対処しているからである。

もちろん問題のあるケースはある。夢を見ないという人が、実はそうではなく、夢に内容がなかっただけだったということが判明する場合がある。その場合、夢の内容は忘れられ、感情だけが残るのである。これは、夢を見ることがその一つである自己欺瞞の一歩進んだ形に他ならず、当人を夢の内容についての洞察から遠ざけることがその目的である。また、夢を見ないことは、患者が神経症において一種の休止点に到達したということ、そして安定した神経症的な状況が確立されて、患者自身これ以上変えたくないと思っているということのサインである場合もある。短い夢を見るのは、患者が抱えている現在の問題が、患者のライフスタイルとの間に「近道」を見つけたいとの願いの現れかもしれない。長い、あるいは複雑な夢を見るのは、人生に過剰な安全を求めている人である。ライフスタイルはしばしば繰り返される夢、あるいは、何年も記憶に残るような夢にもっともよく示されている。

夢の中で使われる自己欺瞞の方法は、比喩や隠喩や象徴だけではなく、現在の問題の一部――この部分は全体と同じ基準で判断することはできない――しか見えないように、問題を狭めたり、短くする傾向にも見ることができる。例えば、重要な問題の緊急かつ必要な決断は、あまり重要でない学校の試験という形の夢になるかもしれない。

覚醒時と夢を見ている時の妻への反感

夢が重要な役割を演じているということは、結婚して八年で二人の子どもがいる男性の夢に見ることができる。彼は妻に失望していた。最大の不満は、妻が子どもたちの世話を十分しないということだった。結婚において子どもたちへの義務を強調することは、常に、パートナーに対する根の深い不一致のサインである。妻が子どもたちを無視したという批判が正しいにせよ、そうでないにせよ、彼がこのような批判をしたのは、強い批判を表明するためであり、そのことを妻への反感の根拠にしたのである。このことは彼の他の行動についての詳細から明らかになった。子どもたちのこと以外のやりくり、例えば家事についても心配していることを示していた。彼の反感の本当の源泉は、彼女が彼と結婚したのは愛しているからではないという信念だった。このことの確証を妻が不感症であるという事実に見たのである。長く続く不感症は非常に夫の感情を害するということを私はいつも見てきた。そしてどちらのパートナーも多かれ少なかれいらいらするのである。妻の罪の強力な証拠を得るために、彼は子どもに誇張した恐れを持つようになった。その後、彼は頭痛がし仕事をする気になれないということで診察にきた。勇気がなかったので離婚したり、あるいは、別の女性を求めたりはしなかった。子ども時代、母親に冷遇されたと感じて育ったからである。

この男性は非常に嫉妬深くなり、女性に対してすっかり信頼をなくしてしまった。ある夜、次のような夢を見た。「街の通りで闘っていました。銃撃と爆発の最中、多くの女性が爆発によるかのように空中に投げ出されました」。私の診察によって理解できるようになるまでは、後にこの場面を思い出して哀れみの気持ちで一杯になった。この夢は、彼の結婚問題に対する態度と一致していた。この夢では女性がすべて絶滅すると想像することで怒りを満足させているからである。そのことを彼は否認しないわけにはいかなかった。共同体感覚と同情の念がなかったわけではなかったからである。彼は、この哀れみによって妻に対して持っていた日々の態度を維持することができた。即ち、妻に対して「怒って」いたわけではなく、子どもたちのことを「案じて」いただけというわけである。彼の夢の構造を私は次のように分析する。彼は戦争の記憶から悲惨なイメージを選び――われわれはこれを「都合のよい考えの選択」と呼んでいる――それから男性と女性の関係をこのような交戦状態に「喩えた」。このようにして彼は性という全体の問題をもっと重要な要素を除外して、それの小さな部分、即ち、闘いへと最小化したのである。こうした自己欺瞞と自己陶酔について説明を受けて理解すると、彼はこの恐怖から立ち直り、落ち着き、頭痛はやんだ。しかし妻と和解することは望まなかった。そこで別の夢を見た。「私の三人の子どもたちの一番小さな子が行方不明になり、発見されませんでした」。彼には子どもは二人しかいない。しかし夢の中でも夢から覚めてからでも非常に恐怖を感じていた。

この患者が妻に対して常に行った非難の内容は、子どもたちをないがしろにしているというものだった。そこで三人目の子どもが行方不明になったと想像したなら、これ以上子どもを作って、子どもが行方不明になるような危険を犯してはならないという警告になる。このような迂遠な方法によって、彼は妻とよりを戻すことを回避できたのである。またもや、都合のよい考えを選択することで、子どもたちを教育し保護するという問題の全体を極小化しようとしているのがわかる。とはいえ、非常に鋭い心理学者なら、「三番目の」子どもという虚構を選択することに、和解へ向けての動きの始まりを見るかもしれない。というのも、この患者はもう一人子どもができるという可能性を見つつも、「妻は二人の子どもに注意を払うのが精一杯で、三人だときっと無理だ」といって撤退しているかのようだからである。

夢の中で行われる自己欺瞞は非常にしばしば覚醒時においても見ることもできる。この事実の非常に興味深い証拠を見たことがある。私がウィーンを出発しようとしていた時、前に診ていた患者が電話をかけてきて、病気の妻を見てほしいと頼んできた。それまでに二人の医師の診察を受けたが、発熱の原因を突き止めることができなかったのである。急いでいたので、私は器質的な病気の専門家ではない、といってその任を逃れようとしたのだが、結局彼の主張に屈してしまった。その患者は発疹チフスにかかっているのがわかったので、このようなケースに熟練した専門家にかかることを勧めた。それでも、これまでかかった医師で私以上のことをいった人はいない、といって抵抗するので、ウィーンに戻ってきたら友人として彼を訪ねるという約束をしてうまく切り抜けることができた。彼は「しかし医師はあなたが私に話したこと以上のことを話せませんでした」といい続けた。とうとう私は専門家のところに行くように説得し、立ち去った。数週間後、ウィーンに戻って彼を訪ねると、彼の妻は回復しつつあった。私が推薦した医師に非常に満足している、と彼はいった。それから、彼は非常に確信した調子でこういった。「もちろん、あなたはこられた時、W医師がその朝亡くなった、と私に話してくださいましたね」

そのようなことは何もいってなかったので、話してない、と私はいった。私自身も休暇の間にウィーンを離れた次の日にそのニュースを新聞で読んだだけである。しかし、彼はこのことを信じようとはしなかった。なぜ私が話したと思うようになったのかとたずねると「おや、あなたは話されたに違いありません。次の日、医師が妻の診察にきた時、居合わせた人に挨拶をするとすぐに医師たちに向かってこういいました。『私の友人、W医師が亡くなったことを知っていますか』『はい』と私は口を挟みました。『アドラー先生が私に昨日そういいました』。その専門家は驚いたように見えました。そしていいました。『私はアドラー先生ならよく知っています。でも予言の才能がおありとは知りませんでした』。何か間違いがあるに違いありません。あなたならそれを説明できるでしょうか」

説明するのはそれほど困難なことではなかった。この男性は私にほとんど無限といっていいほどの信頼を寄せていた。そして出発の前に彼に会った時、彼は繰り返しいった。「専門家はあなたがいわなかったことを何一ついうことはできない」と。彼はこの考えに酔いしれていた。そこで新しい医師に、その医師が何をいってもそれは私が既に彼にいったことであるという感情的な決意を持って会った。それゆえ、彼はその専門家がきっぱりといった最初の情報を無意識に受け取り、それを完璧な自己欺瞞で私に返したのである。

訳　注

第一章

（1）七七〇年頃〜八四〇年。カロリング朝時代の知識人。七九六年頃、カール大帝（次註参照）の宮廷学校に派遣され、カール大帝の教育を担当。ラテン語で『カール大帝伝』を書いた（八三〇年頃）。

（2）七四二〜八一四年。フランク王国カロリング朝の王（七六八〜八一四）。西ローマ皇帝（八〇八〜一四）。

第三章

（1）イギリスの詩人（一六〇八年〜七四）。『失楽園』が代表作。盲目であることの孤立感、辛い思いに音楽、会話によって打ち克った、と伝えられている。

（2）ギリシアの叙事詩『イリアス』『オデュッセイア』の作者といわれているが、詳細は不明。盲目であったという伝承がある。

（3）ドイツの作曲家（一七七〇年〜一八二七）。第九交響曲が初演された時には、ベートーヴェン自らが指揮をしたが、曲が終わり聴衆の拍手を受けても気づかなかったという。
（4）古代ギリシアの雄弁家（前三八四〜前三二二）。吃音が原因で弁論演説に失敗したことから、波に向かって叫ぶなど演説の練習に励んだといわれる。
（5）カナダのケベックにある街。聖アン・ドゥ・ボプ・バシリカ大聖堂がある。
（6）一八六六年にメアリー・ベーカー・エディによって創始されたアメリカのキリスト教の一宗派。祈りによる癒しが可能である、と考える。
（7）フランスの薬剤師、心理学者（一八五七〜一九二〇）。クエが始めた自己暗示による精神療法をクエイズム（Coueism）という。
（8）フランスの小都市。一八六六年、ベルナデット・スビルーの前に聖母マリアが現れた。指示どおりに岩に触れるとそこから水が湧き出た。この聖水が病を癒したとされ、今日、世界中から重い病に苦しむ人が当地を訪れる。

第四章
（1）古代ローマの詩人（前六五〜前八年）。

第五章
（1）ドイツの劇作家、作家、評論家（一八一六〜一八九五）。グスターフ・フライタークについては、『個人心理学講義』でも言及されており、視力が弱かったので他の人が現実に見る以上に、想像力の中で見ることができた、という言葉が引かれている。

（2）チェコの作曲家（一八二四〜八四）。ドヴォルザークとともにボヘミアの代表的存在。

（3）ドイツの哲学者、文学者、詩人（一七四四〜一八〇三）。

第六章

（1）ドイツの劇作家、批評家（一七二九〜一七八一）。引用の言葉は、代表作『賢者ナータン』にある。

（2）ギリシア神話に出てくる巨人神。オリンポスの神々との戦いに敗れ、罰としてゼウスによって、世界の西の果てで天空を背負う役目を課せられた。

第七章

（1）ドイツの小説家（一八一九〜一八九八）。

（2）フランスの政治家（一七五八〜一七九四）。フランス革命時、反革命派を一掃するために恐怖政治を行った。

（3）ヤコブとエサウは双子の兄弟。ヤコブは、父のイサクをだまし、エサウになりすまして、まんまと相続権を手に入れた（『創世記』二六〜七章）。

（4）ウィリアム・シェークスピアが書いた戯曲。

（5）ヨセフは、父であるイスラエル民族の祖、ヤコブに偏愛された。そのために兄たちの反感を買い、他国へ連れ去られた。後にヨセフはエジプトの高官になり、総理大臣までになった。飢饉の年、エジプトまでヨセフのもとに食料の陳情にやってきた人の中にかつてヨセフを売り飛ばした兄たちがいたが、ヨセフは兄たちを許し、父と共に引き取った。次に言及されるヨセフの夢というのは、彼が畑の中で束を結わえていると、自分の束が起きて突っ立ち、兄たちの束がまわりによっておじぎをしたという夢、また、太陽と月の十一の星が、自分におじぎをするという夢（『創世記』三七章以下）を指す。この夢を話すと兄たちは激怒し、ヨセフを殺そうとした。

（6）ドイツの神経科学者で外科医（一八四八〜一九〇五）。

（7）ギリシア神話の英雄。トロイア戦争に加わると命を落とすという予言を受け、女装させられた。

第十章

（1）第四章注（1）参照。

（2）ドイツの詩人、評論家（一七九七〜一八六五）。

第十一章

（1）フランスの詩人、小説家、批評家（一八四四〜一九二四）。

（2）ハンガリー生まれの哲学者、ラビ（一八五九〜一九三〇）。

（3）ドイツの科学者、風刺家（一七四二〜一七九九）。

解　説

本書の成立

本書は、アルフレッド・アドラーの *Problems of Neurosis: A Book of Case Histories,* Edited by Philip Mairet, Harper & Row, 1964（Original: 1929）の全訳である。編集者のメレによれば、一九二八年にアドラーから英語で書かれた一束の講義ノートを渡された。アドラー自身が書いた講義ノートも、速記された講義録もあった。

晩年、活動の拠点をアメリカに移していたアドラーは流暢な英語で講演活動などをしていたが、アドラーが書いた英語はそのまま文字として印刷できるものではなかった。そこで、メレは原稿をすべて書き直した。書き直された原稿をアドラー自身も目を通し、その結果に満足した。

編集者がまとめたものを出版するというスタイルを取ったのは、アメリカではドイツ語ではなく英語で出版しなければならなかったからだけではない。アドラーは、時間をかけて著述するよりも自分の考えをいち早く世に広めたいという思いが強かったからである。

必要なものとしての神経症

本書において扱われる症例は神経症だけではなく、統合失調症やうつ病など精神病、また心身症も含んでいる。本書が書かれた時代には、脳に何らかの変化が想定される精神病のケースがあるという知見はなかった。アドラーの娘である精神科医、アレクサンドラー・アドラーは、父は薬物療法のことを知っていたら受け入れていたであろうし、「どんなものであれ進歩に対して常に開かれていた」といっている[1]。

しかし、それではアドラーが薬物療法に全面的に頼ったかといえばそうではないだろう。脳や臓器には症状に対応する何らかの変化が起こるが、脳や臓器の生理的、生化学的な状態や変化が原因となって症状を引き起こすのではない。道具である脳に何らかの障害が起これば、身体が麻痺したり、言葉が出なくなることもある。しかし、脳は一番重要な道具ではあるが、道具でしかない。

私が手を動かそうと思うのである。その際、手が麻痺していたり縛られていれば、手を動かすことはできない。心は手を動かすなど運動の目標を決める。脳はこの心の道具である。脳（身体）は心の起源ではなく、脳（身体）が心を支配するわけではないのである。

神経症や精神病の症状についても、基本的にはこれと同じことが起こっている。今、手を動かそうとするのは、そうすることに目的があるのである。空腹を感じれば、目の前にある食物に手を伸ばす。しかし、空腹がそうさせるのではない。たとえ空腹であっても、食事を制限しなければならない時は、食べないという決心をすることが可能である。ある原因があれば必ず食事をするわけではない。人の行動は石を投げれば必ず落下し、その落ちていく道筋を計算できるというようなものではない。決められた動きからの逸脱はありうるのである。

アドラーが依って立つ目的論では、神経症や精神病の場合も、脳や臓器の生理的、生化学的な状態や変化それらがただちに症状を引き起こすわけではない(2)。後に見るようにある「必要」があって、症状は創り出される。これがそのために症状が創り出される「目的」であり、その目的こそが症状の「わけ」である。症状はある目的、必要があって創り出されるが、症状が必要ではなくならない限り、ある症状が薬物によって除去されたとしても、必ず別の症状が起こる。例えば、偏頭痛を訴える人の場合、薬によってその頭痛がなくなれば、不眠になるなど別の新しい症状が起こる。神経症者は、一つの症状を驚くべき素早さで落とし、一瞬の躊躇もなしに、新しい症状を身につけるのである。一体、何のためにそのようなことをするのだろうか。

対人関係の中で

神経症は心の中で起こるものではない。それは対人関係の中で起こるのであり、症状が向けられる「相手役」が存在する。このことを理解するためには、神経症の症状を脇に置いて、その症状を呈する人を取り巻く対人関係を見ていかなければならない。

仕事、交友、恋愛、結婚などをアドラーは「人生の課題」という。人生の課題を回避することはできない。課題を前にした時に、人がどんなふうに対処するかは、基本的には幼い頃も今も変わらない。この癖、あるいはパターンを「ライフスタイル」というが、人生の課題に立ち向かっていく人と、それを回避する人とに分けることができる。

本書において、神経症だけではなく、精神病、さらには、問題行動のある子ども、犯罪者、アルコールや薬物依存者などについても論じられているのは、症状の有無とは関係なく、神経症者と同じようなライフスタイルを持っている人も同じように問題にできるからである。ライフスタイルが神経症的なものである限りは、症状だけを除去してみても、別の症状が創り出される。神経症の治療は症状の除去ではなく、誤ったライフスタイルを持った人の「再教育」であり、その場合の「誤った」ということの意味は、アドラーにとって「神経症的」と同義である。アドラーにとって、神経症的なライフスタイルを神経症的ではないライフスタイルへと変えることが治療なのである。

神経症的ライフスタイル

神経症的なライフスタイルとはどういうものかを確認したい。アドラーは本書において、神経症者について、次のような特徴をあげている。

まず、神経症者は人生の課題に直面した時、それを解決しようとしない。神経症者に「もしも私があなたをすぐに治したら何をしますか」とたずねたら、神経症者が何を回避しようとしているかがわかる。「この症状が出るようになってからできなくなったことはありますか」とたずねてもよい。狙いはどちらも同じである。ある赤面症の女性は、赤面症が治れば何がしたいかと問われて、「男の人とおつきあいしたい」と答えた。男性との交際を回避しているのがわかる。

直面する人生の課題を解決できないことは「敗北」である、と神経症者は考える。敗北を怖れるので、「ためらいの態度」を取ったり、「足踏みしたい（時間を止めたい）」と思う。立ち止まることも、退却することもある。課題に取り組まなければ、敗北することはない。赤面症の女性は、男性と関わらなければ、相手から拒絶されるという意味での敗北を喫することもないわけである。

「もしも……ならば」は神経症者のドラマの主題である。「もしも赤面症が治れば男の人とおつきあいできるのに」と可能性をいうことは誰にでもできることである。しかし、この可能性を現実化することはない。

人生の課題を回避する人は、また、「はい……でも」（yes, but）といって、結局、課題に取り組まない。「でも」といって、直面する課題に取り組めない理由を持ち出すのである。神経症者は、もしもこの症状がなければ、といい、でもこの症状があるから課題に取り組めないといって、症状を課題から逃避する口実にするのである。

本当のところは赤面症は男の人とつきあえない理由にはならない。むしろ、赤面症があって恥ずかしそうにする女性の方が好まれるかもしれない。初対面の女性が理路整然と話すと引いてしまう男性は多いだろう。男性にふりむいてもらえないのは、赤面症が原因ではない。赤面症を理由にしていられるうちが花である。

次に、神経症者は、課題を自分では解決できないと考えて、他者に依存して自分では課題の解決に取り組まない。他者が自分の課題を自分に代わって解決しうるはずはないが、そのようなことが可能だと思っているのである。

第三に、神経症者は、症状によって、まわりの人を支配する。うつの人は自分がいかに苦しんでいるかと訴える。うつ病は、患者自身よりも、まわりにいる人の方が苦しむ病気である。まわりの人を苦しめるためにうつ病になるといってよい。うつ病の人をまわりは放っておけない。

以上のことが神経症の症状が〈必要〉である〈わけ〉である。このライフスタイルが変わらない限り、一つの症状が発現しなくなっても別の、さらに厄介な症状を呈することになる。

神経症的ライフスタイルを形成する人

このようなライフスタイルを形成しやすい人として、アドラーは次の三つのタイプをあげる。

まず、器官劣等性のある人。多くの人は障害があっても、適切に自力で補償することによって、他者に依存することなく、人生の課題に取り組むのに、依存的になって自分の課題を他者に肩代わりしてもらおうとする人がいる。

次に、甘やかされて育った人は、甘やかされた結果、自力では課題に取り組むことはできないと考え、依存的になり、注目と世話を受ける中心に立つという意味で、他人に対して支配的になる。

第三に、憎まれて育った人は、自分は誰からも愛されていない、この世界で歓迎されていない、と感じる。そのため他者との関わりを回避する。

器官劣等性があったり、憎まれて育った人にとって、他者は常に敵である。甘やかされた人も、自分の要求が拒絶されたら、他者を敵と見なすだろう。いずれも人生の課題に取り組まないために、他者を自分の敵だと見なす。そのように見なすことには目的がある。敵だから他者とは関わろうとはしないのであり、そもそも人生の課題はそもそも他者との対人関係だからである。

神経症的ライフスタイルを形成しやすい人の特徴から、このライフスタイルを持った人は、人生の課題を解決する能力がなく、他者は自分の敵である、と考えていることがわかる。

アドラーにとって、神経症は何よりもライフスタイルの次元での問題である。ライフスタイルの改善を図ることによって、治療よりも予防をこそ重視し、神経症の症状を呈する人、あるいは、症状がなくても神経症的なライフスタイルによって生きている人には、再教育が必要である。

アドラーが再教育というのは、ライフスタイルは生得的なものではなく、自分自身で選んでいると考えるからである。もしも自分が選んだのであれば、必ず選び直すことは可能である。

治療の方向——再教育としてのカウンセリング

それではどうすることが神経症を治療することになるだろうか。患者とのよい関係を持ち、勇気づけることが重要だが、患者が自分自身の誤りを理解することが基本である。行動や症状の目的を理解する援助をすることを通じて、ライフスタイルを改善しなければならないのである。

神経症的ライフスタイルがどのようなものかを今一度確認すると、次のようである。

1．人生の課題を解決しようとしないこと。
2．他者に依存する。
3．他者を支配する。

これと関連して、

4．自分には人生の課題を解決する能力がないと思う。
5．他者は敵である。

総じて、神経症者は、自己中心的な世界像を持ち、自分自身への関心（self interest）しかない。一方で他者を敵と見なしているのに、他者が自分のために何をしてくれるかということにしか関心がない。これも自分にしか関心がないということである。そのような人に他者への関心（social interest）を持てるように援助したい。ここでいう他者への関心（social interest）は、アドラー心理学の鍵概念である共同体感覚（Gemeinschaftsgefühl）を英語で表現したものである。治療は、育児や教育と同様、共同体感覚の育成に他ならない。

他者に関心を持ち、さらには他者にとって有用な活動ができるようになるためには、他者を敵ではなく「仲間」であると見なければならない。ドイツ語では、Mitmenschen、人と人が反目しているのではなく結びついている（mit, with）ということであり、この言葉から作られる名詞、Mitmenschlichkeit は「共同体感覚」と同義で使われている。

他者を仲間と見ることができれば、他者に貢献しようと思える。自分が他者に何らかの仕方で役立てていると思えれば、自分に価値があると感じられる。このことが他者に貢献し、対人関係を内実とする人生の課題を解決できるという自信を育むことができる。

他者に貢献することなど一度もしたことがないと思っている人であっても、他者は敵ではなく、貢献しうるということを経験すれば人は必ず変わる。過去が現在を決定しないと考えるからこそ、神経症の治療は可能になるのである。

いつも出版の機会を与えてくださる市村敏明さんに感謝したい。

二〇二二年八月二十日

岸見　一郎

注

（1）Manaster Guy et. al. eds., *Adler: As We Remember Him.* North American Society of Adlerian Psychology, 1975, p.57.

（2）Schulman, Bernard. *Essays in Schizophrenia,* The Williams & Wilkins Company, 1968, p.ix.

◆著者

アルフレッド・アドラー（Alfred Adler）

1870年—1937年。オーストリアの精神科医。1902年からフロイトのウィーン精神分析協会の中核的メンバーとして活躍したが、1911年に学説上の対立から脱退した。フロイトと訣別後、自らの理論を個人心理学（Individualpsychologie, individual psychology）と呼び、全体論、目的論などを特色とする独自の理論を構築した。ナチズムの台頭に伴い、活動の拠点をアメリカに移し、精力的な講演、執筆活動を行ったが、講演旅行の途次、アバディーンで客死した。

◆訳者

岸見　一郎（きしみ　いちろう）

1956年、京都府生まれ。京都大学大学院文学研究科博士課程満期退学（西洋哲学史専攻）。専門はギリシア哲学、アドラー心理学。著書に『アドラーを読む』『アドラーに学ぶ』（ともにアルテ）、訳書にアルフレッド・アドラーの『人生の意味の心理学』『個人心理学講義』『生きる意味を求めて』『人間知の心理学』『子どもの教育』『教育困難な子どもたち』『子どものライフスタイル』『個人心理学の技術Ⅰ・Ⅱ』（以上アルテ）エドワード・ホフマンの『アドラーの生涯』（金子書房）などがある。

人はなぜ神経症になるのか〈新装版〉——アドラー・セレクション

2012年9月25日　初　版第1刷発行
2020年5月25日　新装版第1刷発行

著　者　アルフレッド・アドラー
訳　者　岸見　一郎
発行者　市村　敏明
発　行　株式会社　アルテ
〒170-0013　東京都豊島区東池袋2-62-8
BIGオフィスプラザ池袋11F
TEL.03(6868)6812　FAX.03(6730)1379
http://www.arte-book.com
発　売　株式会社　星雲社
（共同出版社・流通責任出版社）
〒112-0005　東京都文京区水道1-3-30
TEL.03(3868)3275　FAX.03(3868)6588
装　丁　Malpu Design（清水良洋）
印刷製本　シナノ書籍印刷株式会社

ISBN978-4-434-27552-4 C0011 Printed in Japan